Fach-
buch
Klett-Cotta

Irene Chatoor

Fütterstörungen bei Säuglingen und Kleinkindern

Diagnose und Behandlungsmöglichkeiten

Übersetzung Maren Klostermann und Susanne Hommel

Fachliche Beratung
Dipl. Psych. Susanne Hommel

Mit einem Vorwort
von Nikolaus von Hofacker

Klett-Cotta

Diese Publikation stellt eine Einstiegshilfe für Kliniker, Forscher und alle anderen professionellen Kräfte dar. Ziel ist es, allen Professionellen die klinische Diagnose, die Planung weiterer Schritte, interne und externe Kommunikation und weitere Forschungsschritte zu erleichtern. Sie ist nicht für die Anwendung für Laien und im nichtklinischen Kontext gedacht.

Das Buch wurde aus dem Englischen übersetzt. Aufgrund der Unterschiede zwischen der Original- und der Zielsprache kommt es bei Übersetzungen immer zu Akzentverschiebungen, so dass weder ZERO TO THREE: National Centre for Infants, Toddlers and Families noch Klett-Cotta eine Garantie für die Übersetzung übernehmen. Im Zweifelsfall sollten Leser das englische Original zu Rate ziehen.

ZERO TO THREE: National Centre for Infants, Toddlers and Families legt Wert darauf, dass es keinerlei Garantie für die in diesem Buch enthaltenen Informationen übernehmen kann.

Verantwortlich für alle Inhalte und für die zitierten Quellen ist alleine die Autorin; der Inhalt des Buches gibt nicht notwendigerweise die Meinung von ZERO TO THREE: National Centre for Infants, Toddlers and Families wieder.

Klett-Cotta
www.klett-cotta.de
Die Originalausgabe erschien unter dem Titel »Diagnosis and treatment of feeding disorders in infants, toddlers, and young children«

Printed in Germany
Umschlag: Roland Sazinger, Stuttgart
Unter Verwendung eines Fotos von Frans Rombont
Gesetzt aus der Concorde von Eberl & Kœsel Studio GmbH, Krugzell
Gedruckt und gebunden von Esser printSolutions GmbH, Bretten
ISBN 978-3-608-98075-2

Dritte Auflage, 2021

Bibliografische Information der Deutschen Nationalbibliothek
Die Deutsche Nationalbibliothek verzeichnet diese Publikation in der Deutschen Nationalbibliografie; detaillierte bibliografische Daten sind im Internet über <http://dnb.d-nb.de> abrufbar.

In Erinnerung an meine Eltern Maria und Hugo Koch und meinen Mann Ram Chatoor.

Ihre Liebe hat mir den Weg gewiesen und ihr Leiden hat mich Mitgefühl gelehrt.

Inhalt

Vorwort für die deutsche Ausgabe

Das vorliegende Buch ist für alle, die sich professionell mit frühkindlichen Fütterstörungen in Diagnostik, Beratung und Therapie beschäftigen, eine unschätzbare Hilfe und in dieser Form im deutschsprachigen Raum bisher einzigartig. Es ist aus jahrzehntelanger klinischer und Forschungstätigkeit entstanden und kondensiert das Wissen und den Erfahrungsschatz dieser Tätigkeit auf höchst praxis- und anwendungsorientierte Weise.

Ich selbst habe Irene Chatoor erstmals 1993 auf einem Workshop, den sie über Fütterstörungen in der Abteilung für Kinderpsychosomatik der Universität Graz hielt, kennengelernt. Ich war sofort fasziniert von der lebendigen, leidenschaftlichen Didaktik, mit der sie über die Problematik frühkindlicher Fütterstörungen sprach. Als Kinderarzt, dem die somatischen Aspekte von Fütterstörungen geläufig, die Beziehungsaspekte aber allenfalls ansatzweise bewusst waren, begann ich zu verstehen, wie komplex kindliche Merkmale, Temperament und die Beziehung zwischen Kind und Eltern ineinander verwoben sind. Der Workshop hat mir damals eine Tür zu einem Gebiet geöffnet, dessen Faszination für mich bis heute ungemindert geblieben ist. Seitdem sind Irene Chatoor und ich uns immer wieder auf Kongressen begegnet, bis wir mit ihr schließlich auf Initiative von Susanne Hommel 2008 und 2011 zwei sehr erfolgreiche Workshops im Klinikum Harlaching veranstalten konnten. Der wiederholte Austausch meiner eigenen Arbeitsgruppe mit Irene Chatoor war für unsere klinische Arbeit ungemein stimulierend und hat uns wertvolle neue Anregungen und Impulse geliefert.

Chatoors Klassifikationssystem frühkindlicher Fütterstörungen ist in dieser Form einzigartig. Es integriert kindliche somatische, konstitutionelle (Temperament), entwicklungspsychologische und Verhaltensaspekte mit Besonderheiten der Eltern-Kind-Interaktion und -Beziehung. Bei der Formulierung der einzelnen Subtypen hat sich der Fokus zunehmend auf die pointierte Beschreibung der spezifischen kindlichen Merkmale gerichtet, ohne dabei die begleitenden interaktionellen und elterlichen Gesichtspunkte aus dem Auge zu verlieren. Das Klassifikationssystem basiert auf einer breiten klinischen Absicherung und fortgesetzter Überprüfung in klinischen Studien, die Chatoor und Mitarbeiter selbst, zuletzt auch zusammen mit der Arbeitsgruppe um Massimo Ammaniti in Rom (Ammaniti et al., 2010, 2012) durchgeführt haben. Dies dürfte maßgeblich dazu beigetragen haben, dass es Eingang in das multiaxiale Klassifikationsschema für die ersten drei Lebensjahre (DC: 0–3R, 2005) gefunden hat. Irene Chatoor ist auch an der Arbeitsgruppe für das zukünftige DSM-V beteiligt, der gegenwärtige Vorschlag für eine Untergliederung der Fütterstörungen greift wesentliche Aspekte ihrer Klassifikation auf (Bryant-Waugh et al., 2010, www.dsm5.org).

Zwar haben einige andere Autorengruppen in den letzten 15 Jahren ebenfalls versucht, Fütterstörungen zu kategorisieren und in verschiedene Untergruppen zu unterteilen (Burklow et al., 1998; Crist und Napier-Philips, 2001; Davies et al., 2006; Dovey et al., 2009). Auch wurden Kriterien wie die sog. »Wolfson-Kriterien« entwickelt, die offenbar eine sehr genaue Erfassung frühkindlicher Fütterstörungen erlauben (Levine et al., 2011). Keiner der Vorschläge beschreibt allerdings vergleichbar detailliert unterschiedliche Subgruppen anhand konkreter, differenzierbarer kindlicher Merkmale, ebenso wenig werden kindliche, interaktionelle und elterliche Aspekte ähnlich umfassend integriert wie bei Irene Chatoor.

Die klare Gliederung des Buchs erleichtert dem Leser zusätzlich die Orientierung. So werden für jede der Unterformen diagnostische Kriterien formuliert, das klinische Bild sehr plastisch beschrieben und die einzelnen kindlichen Merkmale, vor allem Besonderheiten des Temperaments sowie interaktionelle und elterliche Merkmale differenziert dargestellt. Nach Überlegungen zur Entstehungsgeschichte folgen Empfehlungen zur Behandlung sowie differentialdiagnostische Erwägungen. Da die Wirklichkeit immer wesentlich komplexer als jedes Klassifikationssystem ist, erstaunt es nicht, dass es Kombinationen einzelner Unterformen gibt. Kinder lassen sich nicht einfach in Schubladen stecken. Die interessantesten Kinder sind manchmal diejenigen, deren Fütterstörungen sich nicht einfach in ein bestehendes Schema einordnen lassen, sondern die Komorbiditäten unterschiedlicher Formen von Fütterstörungen aufweisen. Diesem Aspekt ist ein eigenes Kapitel gewidmet. Die vielen Falldarstellungen zeugen zusätzlich von der Komplexität der Problematik. Ganz besonders wertvoll sind die Arbeitsblätter und Informationen für Eltern, die ihnen eine ausgezeichnete Orientierung über die wichtigsten Aspekte der bei ihrem Kind diagnostizierten Fütterstörung mit auf den Weg geben.

Ich wünsche dem Buch eine weite Verbreitung im deutschsprachigen Raum, vor allem unter Professionellen, aber auch unter Eltern, die oft in großer Not sind, verzweifelt nach Hilfsangeboten suchen, und die mit diesem Buch sehr wertvolle und fundierte Anregungen an die Hand bekommen.

München, im Juli 2012
Nikolaus von Hofacker

Dank

Dieses Buch basiert auf mehr als 20 Jahren klinischer Arbeit und Forschung. In dieser Zeit habe ich viele Familien mit Säuglingen und Kleinkindern gesehen, die mit Fütterproblemen zu kämpfen hatten. Ich möchte an dieser Stelle diesen Familien meine Dankbarkeit dafür ausdrücken, dass sie mir Einblick in ihre ganz persönliche Geschichte gegeben haben. Ihr Leiden und ihr Vertrauen haben mich ermutigt, jenseits der vorhandenen Literatur nach Antworten zu suchen und mich dazu angeregt, Forschung zu betreiben. Diese Familien haben mir mindestens so viel gegeben, wie ich ihnen habe geben können.

Weder meine klinische Arbeit noch die Forschung über Fütterstörungen wären ohne die enge Zusammenarbeit innerhalb eines wunderbaren Teams von Kollegen möglich gewesen. Vor mehr als 25 Jahren hat Benny Kerzner, MD der Chef der Abteilung für Gastroenterologie am *Children's National Medical Center*, erstmals die Mitarbeiter verschiedener Abteilungen wie Ernährungsberatung, Beschäftigungstherapie, Logopädie, Psychologie und Psychiatrie zusammengebracht. Es entstand ein multidisziplinäres Team für die Diagnostik und Behandlung von Fütterstörungen. Auch wenn manche Teammitglieder über die Jahre hinweg wechselten, sind doch einige geblieben und wurden zu den tragenden Säulen dieses Teams. Ich möchte sowohl Dr. Kerzner meinen besonderen Dank für seine langjährige Zusammenarbeit und Unterstützung ausdrücken, als auch seinen Mitarbeiterinnen Laura McWade Paez und Lori Stern, die beide heute als Koordinatorinnen des Teams arbeiten. Und ich möchte der Beschäftigungstherapeutin Randy Simmensen danken, die mir im Verlauf von all den Jahren unserer Zusammenarbeit viel über Störungen der sensorischen Wahrnehmung beigebracht hat. Vielen Dank auch an die Ernährungsberaterinnen Leila Beker, PhD und Lauren Rhee, die mir geholfen haben, die ernährungsrelevanten Aspekte von Fütterstörungen zu verstehen.

Ich möchte meinem Mentor in Forschungsfragen, David Reiss, MD, meine Dankbarkeit ausdrücken: Er hat mir geholfen, meine klinischen Beobachtungen in Forschungsfragestellungen zu übersetzen. Es war mir ein Vergnügen, mit Jodie Ganiban, PhD, die ihre Erfahrung in Entwicklungspsychologie eingebracht hat und Robert Hirsch, PhD, der uns seine statistische Expertise zur Verfügung stellte, zusammenzuarbeiten. Außerdem möchte ich meiner Kollegin Joyce Harrison, MD, und meinem Kollegen Miguel Macaoay, MD, für ihre Mitarbeit danken, ebenso wie den Sozialarbeiterinnen Sue Besherov, Kathy Connell, Marianne Katz, und Valerie Truett für ihren Beitrag an der Forschung über Infantile Anorexie. Schlussendlich möchte ich meinen Forschungsassistentinnen Jaclyn Shepard, Amy Hahn und Laura Brinkmeyer für ihre unermüdliche Arbeit danken; und Amy und Laura ganz besonders für ihre redaktionelle Unterstützung.

Einleitung

Das Ernähren von Säuglingen scheint etwas Alltägliches zu sein. Jedoch haben ca. 25 Prozent aller sich gesund entwickelnden Säuglinge und bis zu 80 Prozent aller Säuglinge mit Entwicklungsstörungen Fütterprobleme. Zusätzlich haben 1 bis 2 Prozent aller Säuglinge schwerwiegende Fütterschwierigkeiten, die mit zu geringer Gewichtszunahme verbunden sind. Fütterstörungen belasten nicht nur die frühe Säuglingsentwicklung, sondern sind mit späteren Defiziten der kognitiven Entwicklung, Verhaltensauffälligkeiten sowie Angststörungen und Essstörungen während Kindheit, Adoleszenz und frühem Erwachsenenalter assoziiert. Folglich ist es extrem wichtig, früh auftretende Fütterschwierigkeiten zu identifizieren, zu verstehen und zu behandeln.

In der Vergangenheit wurde der Begriff *Gedeihstörung (failure to thrive FTT)* als Sammeldiagnose für alle Fütterstörungen benutzt. Anfänglich unterschied man lediglich zwischen organisch bedingter Gedeihstörung *(organic FTT)* und nicht-organisch bedingter Gedeihstörung *(non-organic FTT)*. Hierbei wurde der Begriff der organisch bedingten Gedeihstörung für Wachstumsstörungen gebraucht, die auf eine medizinische Ursache zurückzuführen sind. Die nicht-organisch bedingte Gedeihstörung wurde auf Deprivation der Mutter und auf Psychopathologie der Eltern zurückgeführt. Später wurde eine dritte Kategorie hinzugefügt, die Wachstumsstörungen als Folge einer Mischung von organischen und Umgebungsfaktoren beschrieb. In den letzten Jahren wurde die Verwendung von Gedeihstörung *(FTT)* als Diagnose scharf kritisiert. Ein zentraler Kritikpunkt ist, dass längst nicht alle Kinder mit Fütterstörungen Wachstums- oder Gedeihstörungen zeigen. Einige Forscher sind der Meinung, dass eine Gedeihstörung *(FTT)* lediglich ein Symptom beschreibt, aber keine eigene diagnostische Kategorie darstellt.

Um die Notwendigkeit diagnostischer Kriterien für Fütterstörungen deutlich zu machen, hat die *American Psychiatric Association* 1994 im *Diagnostic and Statistical Manual of Mental Disorders (4th ed., DSM-IV)* eine beschreibende Definition unternommen und »*Fütterstörungen im Säuglings- und Kleinkindalter*« als diagnostische Kategorie beschrieben. Die spezifischen Kriterien umfassen

a. Fütterschwierigkeiten, die sich in anhaltender nicht-ausreichender Nahrungsaufnahme und mangelnder Gewichtszunahme oder Gewichtsverlust über mindestens einen Monat äußern,
b. die Störung steht nicht im Zusammenhang mit einer gastroenterologischen oder einer anderen medizinischen Erkrankung,
c. die Symptomatik kann nicht durch eine andere psychische Störung, wie z. B. Rumination, oder durch Fehlen eines angemessenen Nahrungsangebotes erklärt werden,
d. Der Beginn der Störung liegt vor dem 6. Lebensjahr.

Die im *DSM-IV* beschriebenen diagnostischen Kriterien vernachlässigen bestimmte Gruppen von Kindern mit Fütterstörungen, nämlich die, die keinen Gewichtsverlust aufweisen und die, deren Fütterstörung mit medizinischen Krankheitsfaktoren assoziiert ist. Um diese Probleme zu lösen, haben verschiedene Autoren unterschiedliche Subkategorien vorgeschlagen, die sich entweder auf die Unterscheidung von Fütterstörungen mit diversen organischen und nicht-organischen Ursachen beziehen oder aber auf einer multidimensionalen Definition beruhen, die beschreibende und ätiologische Faktoren kombiniert. Zusammenfassend kann man sagen, dass es kaum Übereinstimmung in den Begrifflichkeiten gibt, mit denen Fütterstörungen beschrieben werden. Aufgrund der vagen Definitionen von Symptomen besteht sowohl bei Klinikern als auch bei Forschern eine anhaltende Verunsicherung darüber, was eine Fütterstörung eigentlich ausmacht. Teilweise wurden unterschiedliche diagnostische Bezeichnungen benutzt, um sich überschneidende Symptome zu beschreiben, oder es wurde dieselbe Bezeichnung verwendet, um unterschiedliche Fütterprobleme zu definieren. Zusätzlich zu der verwirrenden Terminologie beschreiben die meisten Publikationen einige klinische Symptome einer bestimmten Fütterstörung, vernachlässigen aber die Abgrenzung von anderen Formen von Fütterstörungen oder von subklinischen und vorübergehenden Fütterproblemen. Die Unterschiede in der Beschreibung und Bezeichnung von Fütterstörungen haben außerdem zu Verwirrung darüber geführt, wie Kinder mit solchen Schwierigkeiten behandelt werden sollten.

Um die verschiedenen schweren Formen von Fütterstörungen voneinander und von milderen und vorübergehenden Fütterschwierigkeiten abgrenzen zu können, habe ich ein Klassifikationssystem entwickelt, das sowohl die Phänomenologie beschreibt als auch operationalisierte diagnostische Kriterien für sechs Formen von Fütterstörungen bei Säuglingen und Kleinkindern beinhaltet. Die ursprünglichen Kriterien (Chatoor, 2002) wurden mit der Hilfe der *Task Force for Research Diagnostic Criteria for Infants and Preschool Children* (Scheeringa et al., 2003) modifiziert und mit Unterstützung einer nationalen Arbeitsgruppe von Psychologen und Psychiatern, die auf den Bereich Frühe Kindheit spezialisiert sind, weiterentwickelt. Diese Weiterentwicklung wurde von der *American Academy of Child and Adolescent Psychiatry* und der *American Psychiatric Association* unterstützt. Die diagnostischen Kriterien für die sechs Formen von Fütterstörungen wurden in die überarbeitete Fassung der *Diagnostic Classification of Mental Health and Developmental Disorders in Infancy and Early Childhood: Revised Edition – DC:0–3R* (Zero to Three, 2005) aufgenommen und zudem kürzlich in dem Kapitel »A Classification of Feeding Disorders of Infancy and Early Childhood« (Chatoor & Ammaniti, 2007) in *Age and Gender Considerations in Psychiatric Diagnosis: A Research Agenda for DSM-V* (Narrow, First, Sirovatka & Regnier, 2007) von der *American Psychiatric Press* veröffentlicht.

Die diagnostischen Kriterien für die sechs in diesem Buch aufgeführten Fütterstörungen beschreiben klinische Symptome, welche die Fütterstörungen voneinander abgrenzen und die das Ausmaß der Beeinträchtigung definieren, durch die sich manifeste Fütterstörungen von weniger schweren subklinischen Fütterschwierigkeiten unterscheiden lassen. Das Ausmaß der Beeinträchtigung bezieht sich primär auf die Ernährung, wo zum Beispiel Wachstumsstörungen, spezifische Defizite in der Ernährung oder ungenügende Nahrungsmengen die kindliche Gesundheit und das Wachstum negativ beeinflussen. Aber die Beeinträchtigung kann ebenso durch Verzögerungen der mundmotorischen Entwicklung und der Sprachentwicklung sowie auf Trennungsangst und sozialen Ängsten beruhen, die vor allem bei Kindern mit *Sensorischer Nahrungsverweigerung* häufig auftreten. Obwohl die sechs Unterformen von Fütterstörungen einige sich überlappende Symptome und einige sich überschneidende Kriterien für das Ausmaß der Beeinträchtigung aufweisen, repräsentieren sie trotzdem unterschiedliche Kombinationen von Symptomen und verschiedene Bereiche der Beeinträchtigung, die jeweils unterschiedlichen Ätiologien zugeordnet werden können.

Sicherlich ist diese Klassifikation der sechs Unterformen von Fütterstörungen keine alles umfassende Klassifikation, aber sie enthält die gängigsten Formen von Fütterstörungen, die mit Verhaltensstörungen assoziiert sind. Es gibt andere Fütterstörungen, die mit neurologischen Störungen (z. B. Zentrale Lähmungen) oder mit anatomischen Defekten (z. B. Lippen-Kiefer-Gaumenspalten) assoziiert sind. Diese Fütterstörungen werden meist von Physiotherapeuten und anderen Disziplinen behandelt.

Ich möchte das Buch mit einer Beschreibung der Entwicklung des Fütterns vom Säuglingsalter bis hin zur frühen Kindheit beginnen und kindliche und elterliche Merkmale nennen, die das Füttern erschweren können.

Danach werde ich die ersten vier Formen von Fütterstörungen in der Reihenfolge präsentieren, in der sie im Zuge der kindlichen Entwicklung entstehen. Darauf folgend gehe ich auf die beiden letzten Störungen ein, die Posttraumatische Fütterstörung und die Fütterstörung, die im Zusammenhang mit medizinischen Krankheitsfaktoren steht, die beide jederzeit unabhängig vom Alter des Kindes auftreten können.

Die zuerst beschriebene Fütterstörung ist die Fütterstörung mit Beeinträchtigung der homöostatischen Regulation, die wir bei Säuglingen in den ersten Lebensmonaten sehen. Darauf folgt die Fütterstörung mit unzureichender Eltern-Säuglings-Reziprozität. Diese Form von Fütterstörung wurde ausgiebig beforscht und häufig als nicht-organische Fütterstörung *(non-organic FTT/NOFFT)*, als »Mütterliches Deprivationssyndrom« oder als »Vernachlässigung« beschrieben.

Ich habe dafür eine andere Begrifflichkeit gewählt, weil ich das Hauptproblem in der Schwierigkeit der Mutter, einen gelingenden Kontakt mit ihrem Säugling herzustellen, sehe. Bezeichnungen wie *Mütterliches Deprivationssyndrom* oder *Vernachlässigung* verstehe ich in diesem Zusammenhang als *mother-blaming*, das kontraproduktiv dafür ist, wenn man die Mütter therapeutisch erreichen möchte.

Die Kapitel 4 und 5 beschreiben die *Infantile Anorexie* und die *Sensorische Nahrungsverweigerung*. Dies sind die häufigsten Fütterstörungen, die wir in unserem multidisziplinären Team am *Children's National Medical Center* sehen. Beide Fütterstörungen treten in den ersten drei Lebensjahren auf, wenn die Kinder lernen, sich selbst zu füttern bzw. selber zu essen, und wenn alle Themen, die sich um Autonomie und Abhängigkeit zwischen Eltern und Kind drehen, verhandelt werden müssen. Im Kapitel über die *Infantile Anorexie* beschreibe ich detailliert, wie Eltern die innere Regulation von Essen und Selbstberuhigung bei kleinen Kindern ermöglichen können. Diese Intervention ist entscheidend für Kinder mit *Infantiler Anorexie*, kann aber für alle Kinder als wichtig angesehen werden und sollte Bestandteil der Behandlung sämtlicher Formen von Fütterstörungen sein.

Jedes Kapitel beginnt mit der *Nosologie*, der Klärung der Bezeichnungen, die von anderen Autoren benutzt wurden, um die jeweilige Fütterstörung zu beschreiben. Darauf folgen die diagnostischen Kriterien, das klinische Erscheinungsbild, der Verlauf, die Ätiologie und die Behandlung. In jedem Kapitel werde ich die Forschungsergebnisse darstellen und diese um meine klinischen Beobachtungen ergänzen. Außerdem enthält jedes Kapitel Falldarstellungen, die bestimmte Aspekte von Diagnostik und Behandlung veranschaulichen sollen. Das letzte Kapitel gibt einen Einblick in die Komorbidität von zwei oder drei gemeinsam auftretenden Fütterstörungen. Solche komplexen Fütterstörungen stellen eine spezielle Herausforderung für den Therapeuten dar, und es ist für den Erfolg der Behandlung entscheidend, jede dieser Fütterstörungen gleichzeitig zu behandeln.

Um dem Leser zu ermöglichen, das Kapitel des Buches zu finden, das die spezifischen Fütterprobleme eines bestimmten Kindes beschreibt, habe ich eine Tabelle mit den gängigsten Beschwerden und der damit assoziierten Fütterstörung erstellt (Seite 25/26). Weil Nahrungsverweigerung das am häufigsten mit Fütterstörungen assoziierte Symptom ist, habe ich eine weitere Tabelle eingefügt, welche die verschiedenen Formen von Nahrungsverweigerung bei Säuglingen und Kleinkindern und die entsprechenden Diagnosen auflistet (Seite 27).

Ich hoffe, dass sich dieses Buch als klinischer Leitfaden für die Praxis der Behandlung von Kindern mit Fütterstörungen erweisen und zu weiterer Forschung anregen wird.

Literaturhinweise

American Psychiatric Association. (1994). *Diagnostic and statistical manual of mental disorders* (4. Aufl.). Washington, DC: Author.

Chatoor, I. (2002). Feeding disorders in infants and toddlers: Diagnosis and treatment. *Child and Adolescent Psychiatric Clinics of North America, 11,* 163–183.

Chatoor, I. & Ammaniti, M. (2007). A classification of feeding disorders of infancy and early childhood. In W. E. Narrow, M. B. First, P. Sirovatka, D. A. Regier (Hrsg.), *Age and gender considerations in psychiatric diagnosis: A research agenda for DSM-V* (227–242). Arlington, VA: American Psychiatric Press.

Narrow, W. E., First, M. B., Sirovatka, P. & Regnier, D. A. (Hrsg.). (2007). *Age and gender considerations in psychiatric diagnosis: A research agenda for DSM-V*. Arlington, VA: American Psychiatric Press.

Scheeringa, M., Anders, T., Boris, N. Carter, A., Chatoor, I., Egger, H. et al. (2003). Research diagnostic criteria for infants and preschool children. The process and empirical support. *Journal of the American Academy of Child and Adolescent Psychiatry*, 42, 1504–1512.

ZERO TO THREE (2005). *Diagnostic classification of mental health and developmental disorders of infancy and early childhood: Revised edition (DC:0–3R)*. Washington, DC: Author.

1 Die Entwicklung des Fütterns und die Regulation von Emotionen

In den ersten Lebensjahren ist die Entwicklung einer autonom gesteuerten inneren Regulation des Fütterns ein wichtiger Prozess. Der Säugling wird sich seiner Hunger- und Sättigungssignale zunehmend bewusst und reagiert, indem er sein Interesse zu essen signalisiert, wenn er hungrig ist bzw. sein Desinteresse, wenn er sich satt fühlt. Im idealen Fall ist der Säugling in der Lage, seiner primären Bezugsperson seinen Hunger deutlich zu signalisieren, die wiederum dieses Signal versteht und beginnt, den Säugling zu füttern. Gleichzeitig signalisiert der Säugling deutlich, wenn er satt ist und akzeptiert keine weitere Nahrung, woraufhin die Bezugsperson das Füttern beendet.

Die Entwicklung der autonom gesteuerten inneren Regulation des Fütterns und der Emotionen entsteht in drei Schritten: 1. Zustandsregulation, 2. Dyadische Reziprozität, und 3. Übergang zum Selber-füttern bzw. Selber-essen und Regulation von Emotionen.

Die Entwicklung der Zustandsregulation

Während in utero die Ernährung des Fötus durch die Nabelschnur gesichert ist, muss der Säugling nach der Geburt seinen Hunger und Durst aktiv seiner Bezugsperson signalisieren. In den ersten Monaten müssen beide miteinander einen Rhythmus von Schlaf und Wachphasen und von Füttern und Fütter-Pausen etablieren. Der Säugling muss seiner Bezugsperson durch Weinen seinen Hunger signalisieren und durch verlangsamtes Saugen signalisieren, dass er satt ist. Die meisten Kinder weinen auf eine bestimmte Art und Weise, wenn sie hungrig sind, die sich vom Weinen bei Schmerz, Angst und Müdigkeit unterscheidet. Idealerweise werden diese unterschiedlichen Arten des Weinens für die Eltern in den ersten Lebenswochen zunehmend leichter zu unterscheiden, und dadurch entwickelt sich ein Kommunikationssystem, das es dem Säugling ermöglicht, seine Bedürfnisse auszudrücken. Außerdem muss der Säugling die Fähigkeit entwickeln, einen ruhigen Wachheitszustand aufrecht zu erhalten, um erfolgreich gefüttert werden zu können. Wenn ein Säugling nicht in der Lage ist, sich selbst zu beruhigen, um dann gefüttert werden zu können, oder aber zu schläfrig ist, kommt es zu Füttersituationen, die sowohl vom Säugling als auch von den Eltern als uneffizient und stressig erlebt werden. Die Bezugspersonen müssen lernen, zwischen den unterschiedlichen Arten des Weinens und zwischen Hunger- und Sättigungssignalen zu unterscheiden, um die innere Hunger- und Sättigungsregulation des Säuglings zu ermöglichen. Die Etablierung des Kommunikationssystems zwischen Säugling und Eltern ist Voraussetzung dafür, die Ernährung des Säuglings internal zu regulieren, so dass Wachstum und Entwicklung des Säuglings gewährleistet sind.

Wenn Eltern jedoch durch unklares, nicht zuordenbares Weinen des Kindes verunsichert werden, beantworten sie dies oft fälschlicherweise durch Füttern oder aber Nicht-Füttern des Kindes. Das führt dazu, dass die kindliche und elterliche Unterscheidung zwischen Hunger und Sättigung außer Kraft gesetzt wird, und das äußert sich dann oft in zu häufigem oder zu seltenem Füttern und in zu großen oder zu geringen Nahrungsmengen pro Mahlzeit.

Die Entwicklung der dyadischen Reziprozität

Im Alter von zwei Monaten entwickeln Säuglinge das sogenannte *Soziale Lächeln* und beginnen in der Kommunikation mit ihren Bezugspersonen aktiver zu werden. Die Interaktion zwischen Eltern und ihren Babys ist zunehmend durch zielgerichteten und gehaltenen Blickkontakt gekennzeichnet, durch wechselseitiges Lautieren und durch gezielte körperliche Nähe, Berührung und Kuscheln. Reflexartige Hungersignale werden seltener, während zielgerichtetere Signale wie Lautieren bei Hunger des Kindes entstehen. Aus der beginnenden Fähigkeit des Säuglings, seine Bezugspersonen aktiv und gezielt durch Körpersprache und Vokalisation zu »regulieren«, entwickeln sich zunehmend reifere Kommunikationsmuster. Durch die Wahrnehmung klarerer und stärkerer Hunger- und Sättigungssignale des Kindes lernen die Bezugspersonen das Angebot von Nahrung dementsprechend anzupassen. Fütterinteraktionen werden zunehmend zu einem gezielt aufeinander abgestimmten Prozess, der von Eltern und Säugling als positiv erlebt wird.

Wenn sich dieser gezielt aufeinander abgestimmte Prozess des Fütterns nicht entwickelt oder aus dem Gleichgewicht gerät, kann das verschiedene Gründe haben: Die kindlichen Signale von Hunger und Sättigung können schwach, unklar und schwer zu verstehen sein oder die Eltern können mit eigenen Bedürfnissen beschäftigt sein, die verhindern, dass sie sich in die Bedürfnisse des Kindes einfühlen können. Sie füttern ihren Säugling dann sporadisch und ineffizient, was zu nicht ausreichender Ernährung des Kindes führt. Eltern und Kind entwickeln dann manchmal keine wechselseitige Beziehung, und für diese Kinder besteht ein hohes Risiko, eine Fütterstörung mit unzureichender Reziprozität zu entwickeln, wie im Kapitel 3 dargestellt wird.

Der Übergang zum *selbständigen Essen* und die Regulation von Emotionen

Zwischen dem 6. Lebensmonat und dem 3. Lebensjahr werden Kinder im Zuge ihrer motorischen und kognitiven Entwicklung körperlich und emotional zunehmend unabhängiger. Autonomie und Abhängigkeit müssen während des Fütterns bzw. Essens täglich neu verhandelt werden. Bei jeder Mahlzeit müssen Eltern und Kind mehrfach neu verhandeln, wer den Löffel in den Mund des Kindes stecken darf. Sobald die Kinder dazu in der Lage sind, sollten die Eltern ihnen ermöglichen zu lernen, »sich selbst zu füttern« bzw. selbständig zu essen. Während dieses Übergangs zum selbständigen Essen müssen die Kinder nicht nur die Unterscheidung von Hunger und Sättigung lernen, sondern auch, die Erfahrung von Hunger und Sättigung von ihren emotionalen Zuständen zu trennen (wie z. B. Hervorrufen von Wohlbefinden, Zuneigung, Gefühle von Ärger und Frustration).

Voraussetzung für das Erlernen dieser Unterscheidungen ist, dass die Eltern unterschiedlich auf Hunger- und Sättigungssignale des Kindes und auf Gefühlsäußerungen reagieren. Sie sollten Essen anbieten, wenn der Säugling Hunger signalisiert, und darauf verzichten, wenn der Säugling sein Bedürfnis nach Zuwendung oder Beruhigung durch Berührung signalisiert. Sie sollten die Mahlzeit beenden, wenn das Kind satt zu sein scheint und nicht darauf bestehen, dass das Kind weiter isst, bis das

Gläschen oder der Teller leer sind. Wenn die Eltern differenziert auf die kindlichen Signale des Hungers, der Sättigung und der emotionalen Bedürfnisse reagieren, lernt der Säugling durch Assoziation, diese inneren Gefühle zunehmend selbst zu unterscheiden.

Im Gegensatz dazu lernt ein Säugling, dessen Eltern sein Bedürfnis nach emotionaler Zuwendung falsch interpretieren und mit dem Angebot von Nahrung beantworten, nicht das Gefühl von Hunger von emotionalen Bedürfnissen zu trennen und setzt infolgedessen Essen mit Beruhigung gleich.

Solche Kinder entwickeln die Angewohnheit zu essen, wenn sie traurig, einsam oder frustriert sind. Die externale Regulation der Nahrungsaufnahme entwickelt sich daraufhin entsprechend der emotionalen Erfahrung des Säuglings.

Idealerweise signalisiert ein Säugling seine Bedürfnisse klar und gut unterscheidbar, und die Eltern interpretieren diese korrekt. Wenn allerdings ein Säugling nur schwache Hungersignale zeigt, führt das häufig zu Angst und Verunsicherung bei den Eltern. Aus dem Gefühl heraus, ihr Baby bekomme zu wenig Nahrung, übergehen die Eltern die Signale des Kindes und füttern es, selbst wenn es kein Interesse an Nahrung zeigt und den Mund nicht öffnen möchte. Das Füttern wird dann zu einem emotional aufgeladenen Schlachtfeld, auf dem sich kindliche Nahrungsverweigerung und die zunehmende elterliche Sorge über zu geringe Nahrungsmengen gegenüberstehen. Umgekehrt tragen Eltern, deren Kind unklare Sättigungssignale zeigt und durch Nahrung leicht zu beruhigen scheint, häufig unwissentlich dazu bei, dass ihr Kind lernt, sich durch Nahrung emotional zu beruhigen oder Wohlbefinden zu verschaffen, ohne Hunger zu haben.

Die ersten Lebensjahre sind entscheidend in der kindlichen Entwicklung von internalen und externalen Regulationsmechanismen der Nahrungsaufnahme und der Unterscheidung von körperlichen Wahrnehmungen des Hungers und der Sättigung und Gefühlszuständen wie Ärger, Frustration und dem Wunsch nach Zuwendung. Wie oben beschrieben, entstehen maladaptive Fütterverhaltensweisen, wenn die kindlichen Signale unklar sind und/oder von den Bezugspersonen nicht angemessen interpretiert und beantwortet werden. Halten diese Fütterschwierigkeiten an, kann eine Fütterstörung entstehen, die sowohl das kindliche Wachstum als auch die Entwicklung beeinträchtigen.

Die folgende Tabelle veranschaulicht die häufigsten elterlichen Sorgen um das Essverhalten von Säuglingen und Kleinkindern und weist auf das entsprechende Kapitel hin, in dem die Thematik spezifischer beschrieben wird.

Eines der häufigsten Probleme ist die Nahrungsverweigerung des Kindes. Dieses ist mit vier der beschriebenen Fütterstörungen assoziiert und kann auch ganz allgemein eine Form von oppositionellem Verhalten darstellen. Die Tabelle gibt einen Überblick über verschiedene Formen von Nahrungsverweigerung (Seite 27), beschreibt diese knapp und weist auf die Wichtigkeit der Gewichtsentwicklung für eine Differentialdiagnose hin.

Symptomatik des Kindes und die entsprechende Fütterstörung

Symptomatik	Zugehörige Form der Fütterstörung
Geringer Appetit und zu geringe Nahrungsaufnahme, um adäquat zu wachsen und zu gedeihen. Zeigt wenig Hungersignale und kaum Interesse am Essen, spielt lieber als zu essen.	Wenn < 6 Monate: Fütterstörung mit Beeinträchtigung der homöostatischen Regulation/siehe Kapitel 2 Wenn > 6 Monate: Infantile Anorexie/ siehe Kapitel 4
Hat ein sehr geringes Spektrum von Nahrungsmitteln. Verweigert anhaltend bestimmte Nahrungsmittel oder Gruppen von Nahrungsmitteln.	Sensorische Nahrungsverweigerung/ siehe Kapitel 5 Posttraumatische Fütterstörung/ siehe Kapitel 6
Verweigert aus der Flasche oder dem Becher zu trinken, isst aber feste Nahrung. Verweigert feste Nahrung, trinkt aber aus der Flasche oder dem Becher.	Posttraumatische Fütterstörung/ siehe Kapitel 6
Verweigert feste Nahrung, isst aber pürierte Nahrung.	Sensorische Nahrungsverweigerung/ siehe Kapitel 5 Posttraumatische Fütterstörung/ siehe Kapitel 6
Verweigert die meiste/jegliche Nahrung und muss per Nasensonde oder PEG-Sonde ernährt werden.	Posttraumatische Fütterstörung/ siehe Kapitel 6 Fütterstörung im Zusammenhang mit einer medizinischen Erkrankung/ siehe Kapitel 7

Symptomatik	Zugehörige Form der Fütterstörung
Verweigert bestimmte Nahrungsmittel an einem Tag, akzeptiert sie aber am darauffolgenden Tag.	Bei adäquatem Gewicht: Oppositionelles Fütterverhalten von Kleinkindern, das oft mit Nahrungsverweigerung einhergeht. Bei zu geringem Gewicht: Infantile Anorexie/siehe Kapitel 4
Weint und überstreckt sich während des Fütterns. Ermüdet schnell beim Füttern und isst zu wenig.	Wenn < 6 Monate: Fütterstörung mit Beeinträchtigung der homöostatischen Regulation/siehe Kapitel 2
Schläft während des Fütterns.	Wenn < 6 Monate: Fütterstörung mit Beeinträchtigung der homöostatischen Regulation/siehe Kapitel 2
Würgt oder erbricht vor, während oder nach dem Füttern.	Sensorische Nahrungsverweigerung/ siehe Kapitel 5 Posttraumatische Fütterstörung/ siehe Kapitel 6 Fütterstörung im Zusammenhang mit einer medizinischen Erkrankung/ siehe Kapitel 7
Weint, wenn es zum Füttern hingesetzt wird oder ihm Nahrung vorgesetzt wird.	Posttraumatische Fütterstörung/ siehe Kapitel 6

Überblick über verschiedene Formen der Nahrungsverweigerung

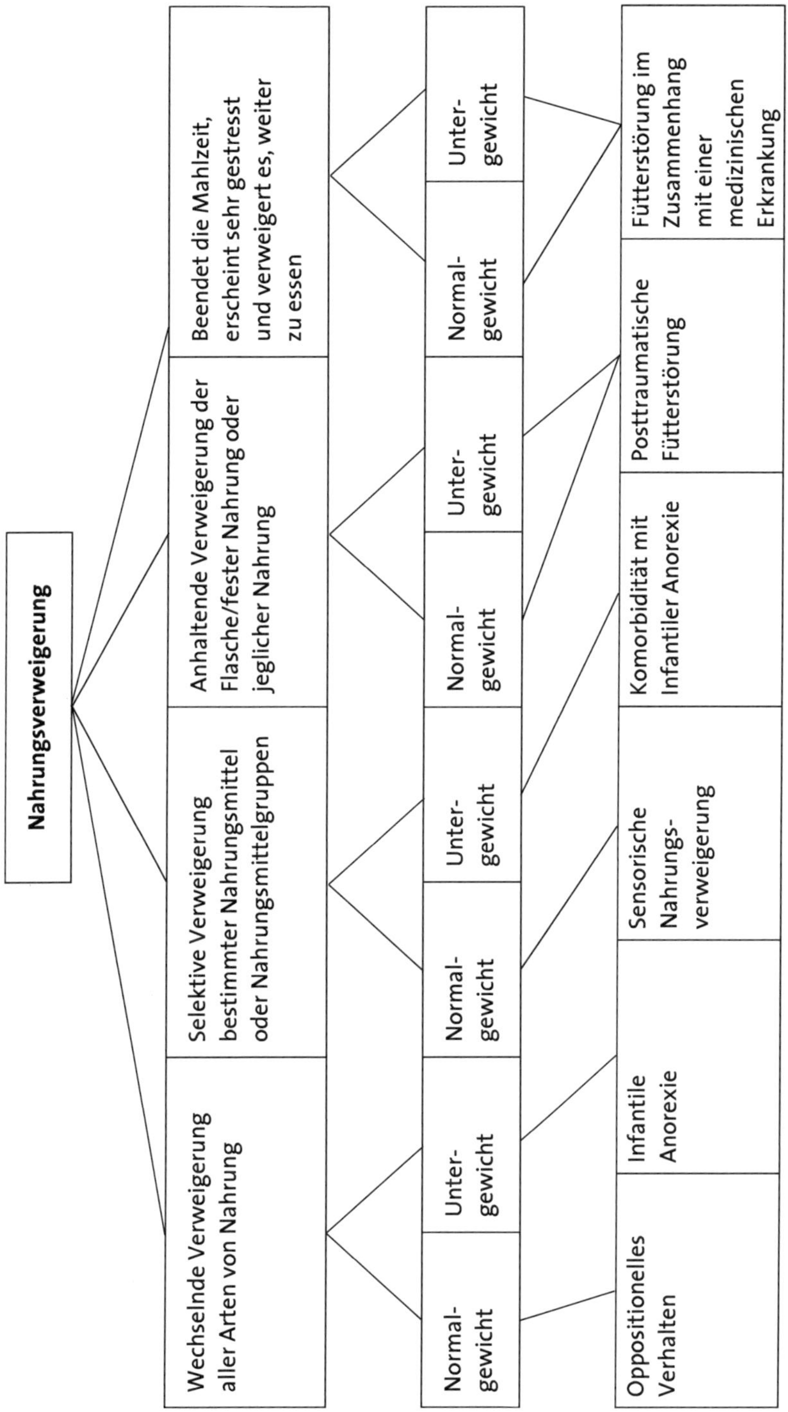

2 Fütterstörung mit Beeinträchtigung der homöostatischen Regulation

Nosologie

In der Vergangenheit haben meine Kollegen und ich diese Fütterstörung als Fütterstörung mit Beeinträchtigung der Homöostase *(Feeding Disorder of Homeostasis)* bezeichnet (Chatoor, Dickson, Schaefer & Egan, 1985; Chatoor et al., 1997), weil sie normalerweise in der postnatalen Phase beginnt, wenn Säuglinge den Übergang von der kontinuierlichen Nahrungsversorgung durch die Nabelschnur und von einem physiologischen Gleichgewichtszustand im Uterus zu einem neuen Homöostase-Zustand mit einem festen Muster von Schlaf- und Wachphasen und von Nahrungsaufnahmen und Ausscheidungen bewältigen müssen. Für ein erfolgreiches Füttern und die Etablierung eines Zustands der Ernährungs-Homöostase muss der Säugling einen ruhigen Wachheitszustand erreichen und aufrechterhalten. Doch einige Babys haben Schwierigkeiten mit der Zustandsregulation. Sie sind stark reizbar und können sich selbst nicht beruhigen, um das Füttern zu initiieren oder fortzusetzen, oder sie sind schwer wach zu bekommen und schlafen während des Fütterns schnell ein. Deshalb habe ich die Bezeichnung für diese Fütterstörung in »Fütterstörung mit Beeinträchtigung der homöostatischen Regulation« abgeändert.

Symptome exzessiven Schreiens und Fütterprobleme bei jungen Säuglingen werden in der Literatur häufig als »Säuglingskolik« bezeichnet (Miller-Loncar, Bigsby, High, Wallach & Lester, 2004; Zwart, Vellema-Goud & Brand, 2007). Die Betonung bei der Säuglingskolik liegt auf dem exzessiven Schreien, das für gewöhnlich anhand der Wessel-Regel nach drei Kriterien definiert wird: Der Säugling schreit 3 Stunden oder mehr pro Tag an mindestens 3 Tagen pro Woche und über einen Zeitraum von mindestens 3 Wochen (Wessel, Cobb, Jackson, Harris & Detwil, 1954). In vielen Studien wird zwar über Fütterprobleme im Zusammenhang mit der Säuglingskolik berichtet, doch die Art der Fütterprobleme wird nicht definiert. Die unten aufgeführten Kriterien beziehen sich auf die Fütterschwierigkeiten bei jungen Säuglingen mit Problemen bei der Zustandsregulation, was von einigen als Säuglingskolik diagnostiziert werden würde. Die Kriterien für die Fütterstörung mit Beeinträchtigung der homöostatischen Regulation wurden in die *Diagnostic Classification of Mental Health and Developmental Disorders of Infancy and Early Childhood: Revised Edition – DC:0–3R* (ZERO TO THREE, 2005) aufgenommen und finden sich zudem in dem Kapitel »A Classification of Feeding Disorders of Infancy and Early Childhood« (Chatoor und Ammaniti, 2007) in *Age and Gender Consideration in Psychiatric Diagnosis: A Research Agenda for DSM-V* (Narrow, First, Sirovatka & Regier, 2007).

Diagnostische Kriterien

A Die Fütterprobleme des Säuglings beginnen in den ersten Lebensmonaten und bestehen seit mindestens zwei Wochen.

B Der Säugling hat Schwierigkeiten, einen ruhigen Wachheitszustand zu erreichen und aufrechtzuhalten, wenn er gefüttert wird: Er ist entweder zu schläfrig oder zu erregt und/oder verstört, um gefüttert zu werden.

C Der Säugling erreicht kein altersentsprechendes Gewicht oder verliert Gewicht.

D Die Fütterprobleme des Säuglings lassen sich nicht auf körperliche Krankheiten zurückführen.

Klinisches Erscheinungsbild

Die Fütterstörung beginnt in der postnatalen Phase und ist gekennzeichnet durch unregelmäßiges, dysfunktionales Füttern und eine inadäquate Nahrungsaufnahme. Säuglinge mit dieser Fütterstörung zeigen Schwierigkeiten bei der Zustandsregulation, was ihre Fähigkeit zur erfolgreichen Nahrungsaufnahme beeinträchtigt. Es fällt ihnen schwer, den für das Füttern erforderlichen Zustand ruhiger Wachheit zu erreichen und aufrechtzuerhalten. Einige sind reizbar, schreien exzessiv und können sich für das Füttern nicht selbst beruhigen. Andere sind zu schläfrig und nicht lange genug wach, um ausreichend gefüttert zu werden. Die Bezugsperson ist häufig von der Irritabilität des Kindes und von den

Fütterproblemen gestresst, leidet möglicherweise unter Angst oder Depressionen oder schwerwiegenderen Psychopathologien. Die Eltern-Kind-Interaktionen während der Füttersituation sind häufig durch Reizbarkeit und/oder Schläfrigkeit des Säuglings, Angst und Anspannung des Elternteils und einen schlechten wechselseitigen Kontakt zwischen Mutter und Säugling gekennzeichnet (Chatoor et al., 1997).

Der folgende Fall illustriert die Fütterprobleme eines jungen Säuglings, dem es schwer fällt, sich selbst zu beruhigen, und die Auswirkung auf die Eltern-Kind-Beziehung beim Füttern:

Beispiel:
Juan war 3 Monate alt, als er ins Krankenhaus aufgenommen und wegen seiner von Geburt an bestehenden Fütterproblematik und »Gedeihstörung« zur psychiatrischen Begutachtung überwiesen wurde. Eine medizinische Untersuchung ergab keinerlei organische Ursachen für die Fütterprobleme und Juans schlechte Gewichtszunahme. Obwohl er reif geboren war und bei seiner Geburt 7 Pfund gewogen hatte, hatte er Schwierigkeiten, von der Brust zu trinken. Seine Mutter, Mrs. Avila, erklärte, dass er von Geburt an viel geschrien habe. Außerdem habe er Schwierigkeiten, sich zu beruhigen und mit dem Mund guten Halt an der Brustwarze zu finden. Während des Fütterns zappelte er viel, verlor häufig die Brustwarze und fing an zu weinen, was dann das Ende des Fütterns bedeutete. Als er 4 Wochen alt war, ging Mrs. Avila widerstrebend dazu über, ihn mit dem Fläschchen zu füttern, weil er an Gewicht verlor. Obwohl die Nahrungsaufnahme sich durch die Flaschenmahlzeiten etwas verbesserte, nahm Juan nur sehr langsam zu und wog mit 3 Monaten immer noch unter 8 Pfund. Mrs. Avila wirkte erschöpft und schilderte, wie Juan immer nur 30, 60 oder 90 Gramm trank, strampelte und weinte und sich weigerte, weiter zu trinken. Ein paar Stunden später schrie er dann unter Umständen erneut, als ob er hungrig wäre. Doch sie konnte ihn nicht so weit beruhigen, dass sie ihn füttern konnte, und oft weinte er dann stundenlang und war durch nichts zu trösten. Mrs. Avila sagte, dass sie ihn im Laufe von 24 Stunden durchschnittlich zehn bis fünfzehnmal zu füttern versuche, dass Juan tagsüber und nachts sehr viel weine und dass alle Familienangehörigen wenig Schlaf bekämen.

Die Beobachtung der Mutter-Kind-Interaktionen während der Füttersituation zeigte, dass Juan ein sehr aufmerksames und zappeliges Baby war, dem es schwer fiel, sich in den Armen der Mutter zu beruhigen. Während er aus der Flasche trank, strampelte er mit den Füßen und fuchtelte mit den Armen, was dazu führte, dass ihm der Sauger der Flasche schnell aus dem Mund rutschte. Das brachte ihn aus der Fassung, und er fing an zu weinen. Mrs. Avila wirkte ängstlich und versuchte, ihren Sohn wieder zum Trinken zu bringen, indem sie seine Position veränderte, doch das regte ihn nur noch mehr auf. Nach mehreren gescheiterten Versuchen, die Mahlzeit fortzusetzen, wirkten Mutter und Kind erschöpft, und Mrs. Avila gab auf.

Verlauf der Fütterstörung

Es liegen keine empirischen Studien vor, in denen man Säuglinge, die unter einer Fütterstörung mit Beeinträchtigung der homoöstatischen Regulation leiden, über einen längeren Zeitraum beobachtet hätte, um Erkenntnisse darüber zu gewinnen, wie sie sich entwickeln, wenn sie älter werden. Doch es gibt einige interessante Follow-up-Berichte aus Schweden über Säuglinge, bei denen man eine Kolik diagnostiziert hatte. Wie an früherer Stelle ausgeführt, liegt der Fokus bei der Säuglingskolik auf dem exzessiven Schreien, einem Problem der Zustandsregulation, doch Koliken gehen häufig mit Fütterproblemen einher. Lindberg, Bohlin und Hagekull (1991) kamen in einer großen Fragebogen-Untersuchung zu dem Ergebnis, dass Säuglinge, die früher an Koliken litten, im Alter von 30 bis 70 Wochen schlechterer Stimmung waren und Konzentrationsprobleme beim Füttern hatten. Eine Follow-up-Studie von Canivet, Jakobsson und Hagander (2000) über Vierjährige, die früher an Koliken gelitten hatten, zeigte, dass die Kinder weiterhin emotionaler reagierten als die Kinder der Kontrollgruppe, häufiger zu Wutanfällen neigten, Mahlzeiten und Essen seltener genießen konnten und eher über Magenschmerzen klagten. Diese Studien sprechen dafür, dass frühe Probleme der Zustandsregulation und des Fütterns dazu führen, dass diese Kinder eine gewisse Vulnerabilität für Fütter- und Essstörungen entwickeln. Hier sind weitere Studien erforderlich.

Ätiologie

Es gibt keine empirischen Studien, die Erklärungen dafür liefern, warum einige Säuglinge größere Schwierigkeiten mit der Zustandsregulation haben als andere und Fütterprobleme entwickeln. Doch Untersuchungen zur Säuglingskolik und Fütterproblematik können vielleicht zur Aufklärung der Ätiologie von Fütterstörungen beitragen, die mit den Problemen der Zustandsregulation und des Fütterns bei Säuglingen zusammenhängen. Eine Studie über Säuglingskoliken und Fütterschwierigkeiten von Miller-Loncar und Mitarbeitern (2004) kam zu folgenden Ergebnissen: Diese Kinder neigten häufiger zum Reflux, zu größeren Saug- und Essproblemen, die sich in arrhythmischen Kieferbewegungen und Schwierigkeiten bei der Koordination von Saugen, Schlucken und Atmen manifestierten; außerdem zeigten sie eine geringere Responsivität während der Fütter-Interaktionen mit ihren Müttern und mehr Episoden des Unbehagens während der Füttersituationen. Die Autoren weisen auf die Möglichkeit hin, desorganisierte Füttermuster bei Säuglingen, die an Koliken leiden, könnten auf eine tieferliegende Störung der Verhaltensregulation hindeuten.

Eine Studie von Zwart und Kollegen (2007) bei 104 Säuglingen, die aufgrund anhaltender Koliken im Krankenhaus behandelt wurden, kam zu dem Ergebnis, dass bei 71 Prozent der Kinder Fütterprobleme bestanden, einschließlich unzureichender Nahrungsaufnahme, Regurgitation und Erbrechen. Nur bei zwei Säuglingen wurde ein möglicher gastroösophagealer Reflux festgestellt, während die übrigen Kinder keine medizinischen Probleme aufwiesen, die ihr Schreiverhalten und ihre Fütterschwierigkeiten erklären konnten. Es stellte sich allerdings heraus, dass der Prozentsatz von komplizierten Schwangerschaften, einschließlich Präeklampsie, vorzeitiger Wehen, Zangen- oder Saugglockenentbindung oder Hinweise auf fötalen Distress, in der Kolik-Gruppe erheblich größer waren (85 Prozent) als in der Vergleichsgruppe (37 Prozent). Die Autoren stellten daher die These auf, dass Komplikationen während der Schwangerschaft und unter der Geburt die Eltern anfälliger dafür machen können, überresponsiv auf das Schreiverhalten ihres Säuglings zu reagieren. Bestärkt wurde diese These durch die Beobachtung, dass es Eltern und Säuglingen gelang, zur Ruhe zu kommen und den Teufelskreis von gegenseitigem Distress zu durchbrechen, wenn die Eltern eine

Beratung erhielten und nachts mit den Kindern nach Hause entlassen wurden. Bei den meisten Säuglingen verbesserte sich das Schrei-, Fütter- und Schlafverhalten innerhalb von ein bis zwei Tagen so rapide, dass es als normal beurteilt wurde.

Behandlung

Da es keine empirischen Daten über die bestmögliche Behandlung von Säuglingen gibt, die unter einer Fütterstörung mit Beeinträchtigung der homöostatischen Regulation leiden, habe ich einen individualisierten Ansatz entwickelt, um diesen Säuglingen und ihren Familien zu helfen. Die Intervention kann beim Säugling, bei der Mutter und bei der Eltern-Säuglings-Interaktion ansetzen. Videoaufzeichnungen von Bezugsperson und Säugling während des Fütterns und das gemeinsame Anschauen der Videoaufnahmen mit den Eltern erleichtern das Gespräch über den Auslöser des Distress beim Baby und dessen mögliche Beruhigung. Wenn der Säugling zu schläfrig ist, um gefüttert zu werden, und es schwierig ist, ihn wach zu bekommen, kann eine sanfte Massage anregend wirken, die Aufmerksamkeit des Säuglings erhöhen und ein erfolgreiches Füttern erleichtern. Ist das Baby zu gereizt und nervös zum Essen, dann lässt es sich vielleicht besser beruhigen und füttern, wenn man die Stimulation vor und während des Fütterns verringert, indem man es in einen ruhigen Raum bringt und es während des Fütterns wickelt (McKenzie, 1991). Wenn die Mutter erschöpft, übermäßig ängstlich oder depressiv ist, müssen ihre Probleme in Angriff genommen werden, damit sie erfolgreicher mit ihrem Baby umgehen kann. Doch in Fällen, in denen das Kind trotz aller Bemühungen um eine Verbesserung der Füttersituation leicht ermüdet und es nicht schafft, eine adäquate Kalorienzahl für sein Wachstum aufzunehmen, muss man unter Umständen ergänzend zur oralen Nahrungsaufnahme eine Ernährung durch eine transnasale Magensonde (Nasensonde) in Betracht ziehen.

Der folgende Fall veranschaulicht, wie Vulnerabilitäten von Säugling und Elternteil sich wechselseitig beeinflussen und zu schweren Fütterschwierigkeiten führen können. Es wird gezeigt, wie die Intervention den Teufelskreis von Mutter-Säuglings-Distress durchbrach, mehr Freude in die Mutter-Kind-Interaktionen brachte und eine gesunde Entwicklung des Ess-/Fütterverhaltens beim Baby förderte.

Beispiel:
Mark wurde im Alter von 3 Monaten ins Krankenhaus aufgenommen, weil er beim Füttern schwer wach zu bekommen war, sehr wenig Milch trank, seit seiner Geburt weniger als ein Pfund zugenommen hatte und zusehends schwächer wurde. Nachdem man bei medizinischen Untersuchungen und Tests keine organischen Ursachen für die Fütterprobleme und Marks unzureichende Gewichtszunahme gefunden hatte, wurde eine psychiatrische Einschätzung der Problematik erbeten. Marks Mutter, Mrs. Meyer, erklärte der Psychiaterin unter Tränen, sie habe versucht, den Kinderärzten zu vermitteln, dass irgendetwas mit Mark nicht stimme, dass er einfach keinen Hunger zu haben scheine und während des Fütterns einschlafe, dass sie alles versucht habe, um ihn zum Essen zu bewegen und sie nicht verstehen könne, warum man das Problem nicht finden könne. Dann beschrieb sie, wie sie nachts wach lag und sich solche Sorgen machte, Mark könnte sterben, dass sie aufstand und überprüfte, ob er noch am Leben war, indem sie ihn weckte.

Mark war das erste Kind seiner Eltern; zuvor hatte Mrs. Meyer in der Vergangenheit zwei Fehlgeburten erlitten. Aufgrund ihres hohen Blutdrucks und vorzeitiger Wehen hatte man Mrs. Meyer in den letzten vier Wochen der Schwangerschaft Bettruhe verordnet, aber die Geburt war komplikationslos verlaufen. Mark wurde reif geboren und wog 3252 Gramm. Mrs. Meyer versuchte, ihn zu stillen, doch weil Mark nur schwach saugte und beim Trinken häufig schon nach wenigen Minuten einschlief, empfahl der Kinderarzt, dass sie ihn mittels Flasche füttern sollte. Anfangs schien Mark mit der Flasche besser zurechtzukommen, aber er trank nie mehr als 30 bis 60 Gramm bei einer Mahlzeit und schlief dann sehr schnell ein. Mrs. Meyer erklärte, dass sie sich immer mehr Sorgen wegen seiner unzureichenden Nahrungsaufnahme gemacht und versucht habe, ihn alle ein bis zwei Stunden zu füttern. Doch wenn sie ihn wegen des Fütterns weckte, fing er häufig an zu weinen und schrie dann länger als eine Stunde, ohne dass sie ihn beruhigen konnte. Weil Mark im Laufe des Tages so wenig Ersatzmilch zu sich nahm, fing Mrs. Meyer an, ihn nachts zu wecken, sowohl um nach ihm zu sehen als auch um ihn zu füttern. Die nächtlichen Mahlzeiten wurden immer belastender, weil Mark schrie, wenn man ihn weckte, und manchmal brauchte Mrs. Meyer Stunden, um ihn wieder zu beruhigen. Mr. Meyer war ins Gästezimmer umgezogen, weil er bei dem ganzen Geschrei in der Nacht nicht schlafen konnte und dann am nächsten Tag bei der Arbeit zu nichts zu gebrauchen war.

Mrs. Meyer gab zu, dass sie sich erschöpft fühlte, Angst um ihr Baby hatte und ihrem Mann gegenüber sehr reizbar reagiere.

Nachdem Mrs. Meyer zugestimmt hatte, wurden Mutter und Baby beim Füttern durch einen Einwegspiegel beobachtet und auf Video aufgenommen. Mrs. Meyer kam mit dem schlafenden Mark auf dem Arm herein. Sie versuchte, ihn aufzuwecken, indem sie seinen kleinen Körper aufrecht hielt, doch obwohl Marks Kopf hin und her wackelte, weil er ihn schlecht halten konnte, wachte er nicht auf. Mrs. Meyer kniff ihn leicht in die Füße, woraufhin er plötzlich zu weinen begann, was schnell zum Schreien eskalierte. Mrs. Meyer sah verängstigt aus und fing an, mit Mark an der Schulter im Raum auf und ab zu gehen. Nachdem er 15 Minuten geschrien hatte, griff die Psychiaterin ein und bat eine der Krankenschwestern, Mark zurück auf die Station zu bringen, während sie bei der Mutter blieb und versuchte, sie zu trösten. Die Psychiaterin erklärte Mrs. Meyer, dass sie und Mark ein sehr stressiges Füttermuster entwickelt hätten und dass sie beide erschöpft seien und eine Pause benötigten. Sie empfahl, dass die Krankenschwestern das Füttern für eine Weile übernehmen sollten und Mrs. Meyer nach Hause gehen und die Nacht dort verbringen sollte. Sie verabredete sich mit beiden Eltern für den Folgetag, um weitere Behandlungsempfehlungen mit ihnen zu besprechen.

Die Krankenschwestern berichteten, wie schwierig es war, Mark für die Mahlzeiten zu wecken und wie er unvermittelt von mangelnder Responsivität zum Schreien überging. Sie schlugen vor, ihn in einem ruhigen Zimmer auf der Station zu füttern und ihn mittels einer sanften Säuglingsmassage allmählich zu stimulieren und zu wecken. Außerdem stellten sie einen Fütterplan auf, der Mahlzeiten in Abständen von drei Stunden vorsah, um ihm die Möglichkeit zu geben, zu einem normalen Schlafrhythmus zurückzufinden und hungrig zu werden. Mark reagierte gut auf diese Veränderungen. Bereits nach wenigen Tagen wurde er während des Fütterns ruhiger und fing an, 110 bis 140 Gramm pro Mahlzeit zu sich zu nehmen. In der Zwischenzeit traf sich die Psychiaterin mit den Eltern und erfuhr, dass Mrs. Meyer nachts nicht schlafen konnte, während des Tages häufig weinte und sich selbst die Schuld für Marks Fütterprobleme gab. Mr. Meyer versuchte, sie zu trösten und ihr zu versichern, dass sie ihr Bestes getan hätte – doch Mrs. Meyer war einfach überwältigt von Schuldgefühlen. Die Psychiaterin erklärte den Eltern, dass Mark zunächst Schwierigkeiten gehabt hatte, seinen Schlaf- und Wachzustand zu regulieren, was sein Verhalten beim Füttern beeinträchtigte, so dass Mutter und Baby in einen Kreislauf von stressigen Interaktionen geraten seien. Sie schlug vor, Mrs. Meyer zur Behandlung ihrer Depression an einen Kollegen zu überweisen. Diese nahm das Angebot an.

In der Zwischenzeit brachten die Krankenschwestern Mrs. Meyer bei, wie sie Mark mit sanften Massagen stimulieren konnte, um ihm den Übergang vom Schlaf- zum Wachzustand zu erleichtern. Mrs. Meyer gewann mehr Selbstvertrauen und übernahm allmählich die Mahlzeiten im Krankenhaus. Zusätzlich zur Intervention der Krankenschwestern arbeitete ein Physiotherapeut mit Mark und brachte Mrs. Meyer bei, wie sie zuhause bestimmte Übungen mit Mark durchführen konnte, um seinen Muskeltonus zu stärken. Mark wurde täglich gewogen und nahm langsam an Gewicht zu. Nach zweiwöchiger Behandlung im Krankenhaus wirkte Mark kräftiger, er konnte sich beim Füttern besser regulieren. Mrs. Meyer hatte inzwischen wieder Zutrauen in ihre Fähigkeit gewonnen, Mark zu füttern, so dass er nach Hause entlassen wurde.

Mark und seine Mutter besuchten die Psychiaterin weiterhin einige Wochen lang einmal pro Woche und dann über einige Monate zweimal wöchentlich, um Mahlzeiten auf Video aufzuzeichnen und über Marks Verhalten zu sprechen. Mrs. Meyer erholte sich allmählich von ihrer Depression und gewann immer mehr Vertrauen in ihre Fähigkeit, Marks Signale zu erkennen und für ihn zu sorgen. Mark zeigte eine allmähliche Verbesserung seines Appetits, und mit 6 Monaten war er »wieder auf der Wachstumskurve«, was bedeutete, dass er ein normales Gewicht erreicht hatte. Er brauchte weiterhin sehr viel Schlaf und funktionierte gut, wenn ein fester Rhythmus eingehalten wurde, bei dem er zweimal am Tag ein Nickerchen machen konnte und abends früh ins Bettchen kam. Er war ein sensibler Junge, der intensiv schrie, wenn er verstört war, und Zeit brauchte, um sich selbst zu beruhigen. Da seine Mutter seine Vulnerabilität jetzt verstand, entwickelte er sich zusehends besser und war im Alter von sechs Monaten ein hinreißender kleiner Kerl.

Differentialdiagnose

Die Fütterstörung mit Beeinträchtigung der homöostatischen Regulation sollte eine Ausschlussdiagnose sein, die gestellt wird, nachdem organische Ursachen, die die Zustandsregulation des Säuglings beeinträchtigen können, untersucht wurden. Wie Roberts, Ostapchuk und O'Brien (2004) ausführen, stellte man bei 5 Prozent der Säuglinge, die mit exzessivem Schreien vorgestellt wurden, organische Ursachen fest. Bei der Differentialdiagnose muss insbesondere die Möglichkeit eines bestehenden gastroösophagealen Reflux berücksichtigt werden. Wie ausführlicher in dem Kapitel über Fütterstörungen im Zusammenhang mit einer bestehenden medizinischen Erkrankung beschrieben, besteht bei Säuglingen mit »stillem« gastroösophagealem Reflux die Gefahr, dass sie nicht erbrechen, aber exzessiv schreien, beim Füttern in einen Distress-Zustand geraten, sich überstrecken und die weitere Nahrungsaufnahme verweigern. Wenn sich zeigt, dass der Säugling nur kleine Nahrungsmengen aufnimmt und dann beim Füttern einschläft, sollten bei der Differentialdiagnose organische Faktoren wie Herz- oder Atemprobleme in Betracht gezogen werden. Die zusätzliche Diagnose der Fütterstörung mit Beeinträchtigung der homöostatischen Regulation sollte erwogen werden, wenn die Behandlung des organischen Problems, wie etwa einer Herz- oder Lungenerkrankung, die Schwierigkeiten des Säuglings bei der Zustandsregulation nicht beseitigen kann.

Literaturhinweise

Canivet, C., Jakobsson, I., & Hagander, B. (2000). Infantile colic. Follow-up at four years of age: Still more »emotional«. *Acta Paediatrica, 89*, 13–17.

Chatoor, I., & Ammaniti, M. (2007). A classification of feeding disorders of infancy and early childhood. In W. E. Narrow, M. B. First, P. Sirovatka, & D. A. Regier (Hrsg.), *Age and gender considerations in psychiatric diagnosis: A research agenda for DSM-V* (227–242). Arlington, VA: American Psychiatric Press.

Chatoor, I., Dickson, L., Schaefer, S., & Egan, J. (1985). A developmental classification of feeding disorders associated with failure-to-thrive: Diagnosis and treatment. In D. Drotar (Hrsg.), *New directions in failure to thrive: Research and clinical practice* (235–258). New York: Plenum.

Chatoor, I., Getson, P., Menvielle, E., O'Donnell, R., Rivera, Y., Brasseaux, C., & Mrazek, D. (1997). A feeding scale for research and clinical practice to assess mother-infant interactions in the first three years of life. *Infant Mental Health Journal, 18*, 76–91.

Lindberg, L., Bohlin, G., & Hagekull, B. (1991). Early feeding problems in a normal population. *The International Journal of Eating Disorders, 10*, 395–405.

McKenzie, S. (1991). Troublesome crying in infants: Effects of advice to reduce stimulation. *Archives of Disease in Childhood, 66*, 1416–1420.

Miller-Loncar, C., Bigsby, R., High, P., Wallach, M., & Lester, B. (2004). Infant colic and feeding difficulties. *Archives of Disease in Childhood, 89*, 908–912.

Narrow, W. E., First, M. B., Sirovatka, P., & Regier, D. A. (Hrsg.). (2007). *Age and gender considerations in psychiatric diagnosis: A research agenda for DSM-V.* Arlington, VA: American Psychiatric Press.

Roberts, D. M., Ostapchuk, M., & O'Brien, J. G. (2004). Infantile colic. *American Family Physician, 70,* 735–740.

Wessel, M. A., Cobb, J. C., Jackson, E. B., Harris, G. S., Jr., & Detwil, A. C. (1954). Paroxysmal fussing in infancy, sometimes called colic. *Pediatrics, 14,* 421–435.

ZERO TO THREE. (2005). *Diagnostic classification of mental health and developmental disorders of infancy and early childhood: Revised edition (DC:0–3R).* Washington, DC: Author.

Zwart, P., Vellema-Goud, M. G. A., & Brand, P. L. P. (2007). Characteristics of infants admitted to hospital for persistent colic, and comparison with healthy infants. *Acta Paediatrica, 96,* 401–405.

3
Fütterstörung mit unzureichender Eltern-Säuglings-Reziprozität

Nosologie

Diese Fütterstörung ist durch eine mangelnde Beziehungsentwicklung zwischen Mutter und Säugling gekennzeichnet, die zu einer inadäquaten Nahrungsaufnahme und Wachstumsdefiziten des Säuglings führt. Die Symptome dieser Fütterstörung werden häufig als *nicht-organisch bedingte Gedeihstörung (nonorganic failure to thrive/NOFTT)* bezeichnet. Kim Oates (1984) weist in ihrer exzellenten Besprechung von nicht-organisch bedingten Gedeihstörungen darauf hin, dass der Begriff eher als Beschreibung denn als Diagnose verwendet werden sollte. Er wird jedoch häufig als Diagnose zur Charakterisierung von Säuglingen genutzt, die eine Verschlechterung ihres zuvor etablierten Wachstumsmusters zeigen und deren Gewicht unter die 3. Perzentile des erwarteten altersentsprechenden Normwachstums gefallen ist. Historisch betrachtet berichtete erstmals Chapin (1915), dass eine ausbleibende Gewichtszunahme und einige Todesfälle bei Kindern, die in Institutionen lebten, mit emotionaler Deprivation und fehlender Stimulation zusammenhingen. Diese Befunde wurden später von Spitz (1945) und Bakwin (1949) bestätigt. Coleman und Provence (1957) berichteten, dass das klinische Syndrom des mangelnden Wachstums aufgrund von Deprivation auch bei Kindern zu beobachten war, die in ihren Elternhäusern lebten. Die meisten Forschungsarbeiten über das NOFFT-Syndrom aufgrund mütterlicher Deprivation oder Vernachlässigung wurden in den drei Jahrzehnten veröffentlicht, die auf diesen Bericht folgten.

Da mehrere Studien über Säuglinge, bei denen man NOFFT diagnostizierte, ergeben haben, dass ein hoher Prozentsatz der untersuchten Kinder – 50 bis 90 Prozent – eine unsichere Bindung aufwiesen (Gordon & Jameson, 1979; Valenzuela, 1990; Ward, Kessler & Altman, 1993), hat die *American Psychiatric Association* (1980) dieses Syndrom im *Diagnostic and Statistical Manual of Mental Disorders* (3rd. Ed.) als

»Reaktive Bindungsstörung des Säuglings- und Kleinkindalters« mit assoziierter Gedeihstörung (FTT) definiert. Zu den diagnostischen Kriterien gehörten: ein Mangel an Zuwendung, die eine Voraussetzung für die Entwicklung gefühlsmäßiger Bindungen an andere Menschen darstellt, ein Mangel entwicklungsadäquater Zeichen sozialer Responsivität sowie Gewichtsverlust oder fehlende Gewichtszunahme. In der 4. Auflage des *Diagnostic and Statistical Manual* (*American Psychiatric Association*, 1994) wurde dieselbe Diagnose allerdings abgewandelt und schloss nur noch Beziehungsprobleme bei Kleinkindern ohne Betonung auf Gedeih- und Wachstumsstörungen ein, während die Kinder mit diagnostizierter Gedeih- und Wachstumsstörung und mütterlicher Deprivation unter die breite Kategorie der »Vernachlässigung« fielen.

In früheren Veröffentlichungen haben meine Kollegen und ich diese Fütterstörung als Bindungs-Fütterstörung *(Feeding Disorder of Attachment)* bezeichnet (Chatoor, 1991; Chatoor, 2002; Chatoor, Dickson, Schaefer & Egan, 1985; Chatoor, Getson, Menville, Brasseaux & O'Donnell, 1997). Doch da die Qualität der Bindung im ersten Lebensjahr schwer messbar ist, habe ich die Störung auf Empfehlung der nationalen *Task Force for Research Diagnostic Criteria for Infants and Preschool Children* (Scheeringa, 2004) in Fütterstörung mit unzureichender Eltern-Säuglings-Reziprozität *(Feeding Disorder of Caregiver-Infant Reciprocity)* umbenannt. Die diagnostischen Kriterien für die Fütterstörung mit unzureichender Eltern-Säuglings-Reziprozität wurden weiter überarbeitet, als ich mit der *National Infant and Young Child Research Planning Work Group* zusammenarbeitete, die von der *American Psychiatric Association* unterstützt wurde. Die überarbeiteten Kriterien für diese Fütterstörung wurden in die *Diagnostic Classification of Mental Health and Developmental Disorders of Infancy and Early Childhood: Revised Edition – (DC:03R;* ZERO TO THREE, 2005*)* aufgenommen und in dem Kapitel von Chatoor und Ammaniti (2007) in *Age and Gender Considerations in Psychiatric Diagnosis: A Research Agenda for DSM-V* (Narrow, First, Sirovatka & Regier, 2007) veröffentlicht.

Diagnostische Kriterien

A Diese Fütterstörung wird für gewöhnlich im ersten Lebensjahr beobachtet, wenn der Säugling mit einem akuten medizinischen Problem (meistens einer Infektion) beim Kinderarzt oder in der Notaufnahme des Krankenhauses vorstellig wird und dem Arzt der schlechte Ernährungszustand des Kindes auffällt.

B Der Säugling zeigt in Füttersituationen einen Mangel an entwicklungsangemessenen Signalen sozialer Reziprozität (z. B. Blickkontakt, Lächeln oder Plappern) gegenüber der primären Bezugsperson.

C Der Säugling weist ein signifikantes Wachstumsdefizit auf.

D Die primäre Bezugsperson ist sich der Fütter- und Wachstumsprobleme des Säuglings häufig nicht bewusst oder verleugnet sie.

E Das Wachstumsdefizit und der Mangel an Bezogenheit sind nicht ausschließlich auf eine körperliche oder eine tiefgreifende Entwicklungsstörung zurückzuführen.

Klinisches Erscheinungsbild

Nachdem im Alter zwischen zwei und sechs Monaten eine gewisse Fähigkeit zur Selbstregulation erreicht ist, kann sich der anpassungsfähige Säugling auf eine zunehmend gegenseitige Beziehung zu seinen Bezugspersonen einlassen, charakterisiert durch wechselseitigen Blickkontakt, wechselseitige Vokalisierungen und gegenseitige körperliche Nähe, die im Kuscheln und Gehaltenwerden zum Ausdruck kommt. Da die Mehrzahl der Interaktionen des Säuglings mit der Bezugsperson im Rahmen des Fütterns stattfindet, ist in diesem Entwicklungsstadium die Regulation der Nahrungsaufnahme eng mit der emotionalen Beziehung zwischen Säugling und Bezugsperson verknüpft. Wenn das Baby und die Bezugsperson nicht erfolgreich in Kontakt treten, werden die Nahrungsaufnahme und das Wachstum des Säuglings beeinträchtigt und seine emotionale und kognitive Entwicklung negativ beeinflusst.

Ich habe die Erfahrung gemacht, dass diese Fütterstörung häufig erst entdeckt wird, wenn die Säuglinge akut erkranken und beim Kinderarzt oder in der Notaufnahme vorstellig werden. Bei der Untersuchung stellen die Kinderärzte fest, dass das Baby mangelernährt und schwach ist. Beim Hochheben schlagen die Säuglinge häufig die Beine übereinander, machen sich steif und nehmen eine »Unterwerfungshaltung« ein, um den

Kopf, der zu schwer für ihren kleinen, unterernährten und hypotonen Körper wirkt, in der Balance zu halten. Einige Babys sind so geschwächt und hypoton, dass sie kleinen schlaffen Stoffpüppchen gleichen. Zu weiteren charakteristischen Merkmalen, die von anderen Autoren beschrieben wurden, gehören: kalte Hände und Füße, minimales Lächeln, reduziertes Vokalisieren, ein apathisches und zurückgezogenes Verhalten und im Kleinkindalter eine wahllose Suche nach Zuwendung (Bullard, Glaser, Heagarty & Pivchik, 1967; Leonard, Rhymes & Soinit, 1966; Rosenn, Loeb & Jura, 1980).

Das Engagement dieser Mütter zu gewinnen, ist häufig schwierig, sie sind misstrauisch und meiden jeden Kontakt mit professionellen Helfern. Fragt man sie nach dem Füttern und dem Wachstum ihrer Babys, scheint ihnen nicht bewusst zu sein oder wollen sie nicht wahrhaben, dass ein Problem besteht. Manche Mütter geben allerdings zu, dass die Betreuung ihrer Kinder sie überfordert und dass sie dem Kind die Flasche abgestützt in den Mund stecken, um Zeit zu sparen, wenn sie mit den anderen Kindern beschäftigt sind. In der Literatur finden sich viele Beschreibungen, die über Gemütskrankheiten, Alkohol- und Drogenmissbrauch, Persönlichkeitsstörungen, einen schlechten Gesundheitszustand sowie eine chaotische Lebensweise bei diesen Müttern berichten (Evans, Reinhart & Succop, 1972; Fischoff, Whitten & Petit, 1971). Es besteht auch eine höhere Wahrscheinlichkeit, dass sie von Armut und Arbeitslosigkeit betroffen sind (Drotar & Malone, 1982) und Missbrauchserfahrungen mit Partnern gemacht haben (Weston & Colloton). Kliniker und Forscher sind der Auffassung, dass die Schwierigkeit dieser Mütter, sich auf eine Beziehung zu ihrem Kind einzulassen, mit der eigenen früheren Deprivation und gegenwärtigen Beziehungsproblemen der Frauen zusammenhängt (Benoit, Zeanah & Barton, 1989; Fraiberg, Anderson & Shapiro, 1975).

Die Eltern-Säuglings-Interaktionen sind durch einen Mangel an wechselseitigem Engagement und die fehlende Freude in der Beziehung gekennzeichnet. Die Mütter wirken typischerweise distanziert und nicht im Einklang mit ihren Babys. Häufig halten sie die Kinder nur lose im Schoß, wirken deprimiert und geistesabwesend, während die Kinder den Blick von ihren Müttern abwenden und mitunter die Augen nicht öffnen, wenn sie aus der Flasche trinken (Chatoor et al., 1997). Drotar, Eckerle, Satola, Pallotta und Wyatt (1990) haben beschrieben, dass diese Mütter in Füttersituationen weniger sozial adaptives Verhalten und weniger positive Affekte zeigten. Besonders auffällig war, dass sie das Füttern willkürlicher beendeten als Mütter der Kontrollgruppe. Diese Beobachtungen während der Füttersituationen sagen sehr viel über die fehlende wechselseitige Beziehung zwischen Mutter und Säugling aus.

Die folgende Fallgeschichte illustriert einige typische Verhaltensweisen von Säuglingen, mütterliche Charakteristika und Eltern-Säuglings-Interaktionen, die bei der Fütterstörung der unzureichenden Eltern-Säuglings-Reziprozität auftreten:

Beispiel:
Jenny war 9 Monate alt, als sie von ihren Eltern, Mr. und Mrs. Brown, in die Notaufnahme gebracht wurde, weil sie seit zwei Tagen unter Durchfall litt. Während der körperlichen Untersuchung öffnete Jenny kaum die hohl wirkenden Augen. Ihr Haar sah dünn und ungepflegt aus und ihre schmutzige Kleidung strömte einen üblen Geruch aus. Sie konnte den Kopf nicht allein halten oder sich ohne Hilfe aufsetzen. Ihr kleiner Körper war abgemagert und dehydriert, doch davon abgesehen ergab die körperliche Untersuchung keine Auffälligkeiten. Jenny wurde ins Krankenhaus aufgenommen und mit intravenösen Salzlösungen gegen die Dehydration und den allgemeinen Schwächezustand behandelt.

Die Eltern berichteten, dass Jenny das jüngste von vier Kindern sei, von denen das älteste erst 5 war. Jenny wurde nach einer ereignislosen Schwangerschaft und Entbindung reif geboren. Die Familie war erst vor einigen Monaten in die Gegend gezogen, weil man Mr. Brown, der über ein Jahr arbeitslos gewesen war, hier einen Job bei einer Baufirma angeboten hatte. Bald nachdem die Eltern diese kurze Erklärung zu ihrem Hintergrund abgegeben hatten und Jenny für eine stationäre Behandlung aufgenommen worden war, hatten sie es eilig zu gehen, weil ihre anderen Kinder ebenfalls unter Durchfall litten.

Jennys medizinische Untersuchung, einschließlich einer Stuhlkultur, ergab keine organische Krankheit. Doch das medizinische Personal machte sich Sorgen, weil Jenny verschlossen war und Blickkontakt vermied, weil ihr kleiner Körper schlaff wie eine Stoffpuppe wirkte und sie mit geschlossenen Augen im Bett lag, wenn sie allein war. Sie schrie kaum, wenn man ihr Blut abnehmen musste, und wenn sie das Fläschchen bekam, saugte sie nur ganz schwach daran und trank kaum ein paar Schlucke Milch.

Die Eltern machten an den nächsten vier Tagen keinen Besuch bei Jenny, und als die Kinderärztin und die Krankenschwestern versuchten, sie anzurufen, stellten sie fest, dass das Telefon abgeschaltet war. Nachdem sie sich fünf Tage lang vergeblich bemüht hatten, die Eltern zu erreichen, informierten sie das Jugendamt über Jennys schlechten hygienischen Zustand bei der Einlieferung ins Krankenhaus, ihre starke Unterernährung und die Nicht-Erreichbarkeit der Eltern. Außerdem beantragten sie eine psychiatrische Beratung und Begutachtung für Jenny und ihre Eltern.

Mit der Hilfe des Jugendamtes gelang es der Psychiaterin, ein Treffen mit Mrs. Brown zu verabreden, um weitere Informationen zu sammeln und Mutter und Säugling in Fütter- und Spielsituationen zu beobachten. Mrs. Brown offenbarte, dass sie allein sei und niemanden in der Gegend kenne. Sie fühle sich durch die Betreuung der vier Kinder überfordert. Außerdem gab sie zu, Jenny das Fläschchen einfach abgestützt in den Mund zu stecken, weil sie so damit beschäftigt sei, »den anderen Kindern hinterher zu jagen«, was Jenny nichts auszumachen scheine. Abends trinke sie Alkohol mit ihrem Ehemann, erklärte sie, weil das für sie die einzige Methode sei, den Abend zu überstehen und einzuschlafen. Zudem räumte sie ein, dass ihr Vater viel getrunken und sie geschlagen hatte, als sie ein Kind war, und dass es ihr nicht gefalle, wenn ihr Mann »die Kinder aufmische«. Sie sei aber nicht fähig, ihm das zu sagen.

Die Eltern-Säuglings-Interaktionen während des Fütterns zeigten eine traurige Mutter, die ins Leere starrte, während das Baby teilnahmslos mit zurückgelegten Armen in »Unterwerfungshaltung« in ihrem Schoß lag und an der Flasche saugte. In den Spielsitzungen benutzte Mrs. Brown die Rassel, um Jennys Aufmerksamkeit zu wecken, aber Jenny war so schwach, dass ihr Kopf wackelte – sie konnte sich nicht im Gleichgewicht halten und kippte um. Mrs. Brown schien Jennys Distress nicht zu bemerken. Sie schüttelte weiter die Rassel, während Jenny leise wimmernd auf dem Boden lag.

Verlauf der Fütterstörung

Babys wie Jenny lassen sich typischerweise auf eine Beziehung ein und nehmen zu, wenn sie im Krankenhaus aufgenommen werden und in die Obhut einer fürsorglichen Kinderschwester kommen. Doch mehrere Follow-up-Studien haben gezeigt, dass bei diesen Kindern nicht nur das Risiko eines beeinträchtigten Wachstums besteht, sondern sie auch häufiger Defizite in der kognitiven Leistung, Verhaltensorganisation, der

Ich-Kontrolle und Ich-Resilienz sowie Verhaltensauffälligkeiten entwickeln. Sturm und Drotar (1989) berichteten, dass von einer Gruppe 3-jähriger Kinder, die als Säuglinge wegen NOFFT ins Krankenhaus kamen und anschließend zeitlich begrenzt ambulant behandelt wurden, fast ein Drittel weiterhin zumindest eine leichte Form von anhaltender Mangelernährung aufwies. Je schneller die NOFFT diagnostiziert wurde und je größer die anfängliche Gewichtszunahme im Anschluss an den Krankenhausaufenthalt war, desto höher war die Wahrscheinlichkeit einer besseren Relation von Körpergewicht zu Körpergröße (weight for height) im Alter von 3 Jahren. Eine von Reif, Beler, Villa und Spirer (1995) durchgeführte Follow-up-Studie, bei der die Entwicklung von Säuglingen mit NOFFT in Israel über 5 Jahre verfolgt wurde, ergab, dass Geburtsgewicht, Größe der Mutter und sozialer Status gute Prädiktoren für die Fähigkeit dieser Babys waren, ihre Entwicklung im Hinblick auf Gewicht und Körpergröße aufzuholen. Kinder, die ihre Defizite schneller aufholten, zeigten bessere Schulleistungen und kamen aus Familien mit höherem sozioökonomischen Status.

Nach einem von Mackner, Starr und Black (1997) beschriebenen Modell schadet die Anhäufung von Risikofaktoren der kognitiven Entwicklung. Bei der Untersuchung einer großen Stichprobe von 3 bis 30 Monate alten Säuglingen aus Kliniken, die Patienten mit niedrigem Einkommen behandeln, definierten sie vier Gruppen, basierend auf Vernachlässigung und FTT-Status: »Vernachlässigung und FTT«, »nur Vernachlässigung«, »nur FTT« und »weder Vernachlässigung noch FTT«. Die kognitive Leistung der Gruppe »Vernachlässigung und FTT« war signifikant niedriger als die der Kinder in den Gruppen »nur Vernachlässigung«, »nur FTT« oder »weder Vernachlässigung noch FTT«. Kerr, Black und Krishnakumar (2000) berichteten später über dieselbe Stichprobe von Kindern, als diese 6 Jahre alt waren. Sie stellten fest, dass Kinder mit einer Geschichte von sowohl FTT als auch Misshandlung mehr Verhaltensprobleme und schlechtere kognitive und schulische Leistungen zeigten als Kinder mit keinem der Risikofaktoren. Kinder, bei denen nur ein Risikofaktor gegeben war (entweder FTT oder Misshandlung), erreichten mittlere Werte.

Zusammenfassend: Bei Säuglingen mit einer Fütterstörung der unzureichenden Eltern-Säuglings-Reziprozität besteht ein hohes Risiko, dass es zu fortlaufenden Problemen in ihrer körperlichen, kognitiven und emotionalen Entwicklung kommt.

Ätiologie

Wie oben beschrieben, wurde diese Fütterstörung in der frühen Literatur als »mütterliche Deprivation« bezeichnet (Fischoff et al., 1971; Patton & Gardner, 1963). Es wurde die These vertreten, dass Mangel an emotionaler Zuwendung und unregelmäßiges Füttern zu den Wachstumsdefiziten und Entwicklungsverzögerungen bei diesen Säuglingen führen. Eine von Altemeier, O'Connor, Sherrod und Vietze (1985) durchgeführte prospektive Untersuchung über die Vorgeschichte von NOFTT hat zur Klärung der Frage beigetragen, welche Faktoren dazu führen können, dass Mütter Schwierigkeiten haben, sich auf eine Beziehung zu ihrem Kind einzulassen. Es ergaben sich signifikante Zusammenhänge mit der mangelhaften Zuwendung, die diese Mütter während ihrer eigenen Kindheit erhalten hatten, sowie mit Konflikten zwischen den Eltern des Säuglings. Bithoney und Newberger (1987) nennen als Risikofaktoren: soziale Isolation der Mütter, kaum Möglichkeiten, sich von der Kinderbetreuung zu erholen und wenig verfügbare Unterstützung durch ein Familiennetzwerk.

Zusammenfassend lässt sich sagen, dass die meisten Studien darauf hindeuten, dass diese Mütter in schwierigen Verhältnissen aufgewachsen sind, ohne die Zuwendung und Sicherheit, die sie befähigen würde, gesunde Beziehungen zu anderen aufzubauen und ihre Kinder mit der Zuwendung zu versorgen, die sie selbst entbehrt haben.

Behandlung

Man hat verschiedene Behandlungsansätze vorgeschlagen, die von Interventionen in der häuslichen Umgebung bis zur Krankenhauseinweisung in schweren Fällen reichen. In einer kontrollierten prospektiven Studie über Kinder mit FTT von Black, Dubowitz, Hutcheson, Berenson-Howard und Starr (1995) wurden die Säuglinge nach dem Zufallsprinzip entweder der Behandlung in einer multidisziplinären auf Füttern und Ernährung spezialisierten Klinik oder der Behandlung in häuslicher Umgebung durch ausgebildete Laienhelfer zugeteilt. Obwohl sich das Wachstumsmuster der Kinder bei beiden Interventionsarten verbesserte, konnten die Mütter bei der häuslichen Intervention eine mehr auf das Kind ausgerichtete häusliche Umgebung für ihre Kinder mit FTT schaffen. Sturm und Drotar (1989) verglichen in einer Studie drei Behandlungsansätze (kurzfristige Unterstützung bei sozialen und ökonomischen Problemen, familienzentrierte Intervention und Eltern-Intervention) und stellten fest, dass keine der Behandlungsmethoden den anderen vom Ergebnis her überlegen war.

Nach Ansicht von Schmitt und Mauro (1989) ist ein ambulanter Behandlungsansatz nur in Fällen leichter Vernachlässigung sicher genug, das heißt wenn keine Hinweise auf ein Deprivationsverhalten der Mutter vorliegen, wenn das Baby älter als 12 Monate ist, wenn die Eltern ein soziales Unterstützungssystem haben und wenn sie bei früheren Erkrankungen des Säuglings bereits ärztliche Hilfe in Anspruch genommen haben. Wenn hingegen gravierende Wachstumsdefizite vorliegen, die Hygiene ernsthaft vernachlässigt wird, die Mutter alkohol- oder drogenabhängig ist oder in chaotischen Verhältnissen lebt und unter extremem Stress steht, oder wenn die Interaktionen zwischen Bezugsperson und Säugling zornig und lieblos wirken, empfehlen Schmitt und Mauro eine sofortige Krankenhauseinweisung.

Während des Krankenhausaufenthaltes können mehrere auf den Säugling gerichtete Interventionen eingeleitet werden, und zugleich kann eine gründlichere Evaluierung der Mutter und der Eltern-Säuglings-Beziehung stattfinden. Es ist wichtig, dass die dem Säugling zugeteilten Pflegekräfte so selten wie möglich wechseln, und dass man einer warmherzigen und liebevollen Kinderschwester die Hauptverantwortung dafür überträgt, während der Fütter- und Spielsituationen in Beziehung zum Baby zu treten. Da viele der Babys stark hypoton sind, weil sie so viel in ihren Bettchen liegen, ohne gehalten oder bewegt zu werden, ist es hilfreich, wenn ein Physiotherapeut mit dem Säugling arbeitet. Er sollte auch den Krankenschwestern und der Mutter beibringen, wie sie das Kind bewegen können, um seinen Muskeltonus zu verbessern.

Während die ernährungsbezogene, emotionale und entwicklungsmäßige Rehabilitation des Kindes stattfindet, muss die Fähigkeit der Mutter, sich auf ihren Säugling einzulassen und sich am Therapieprozess zu beteiligen, eingeschätzt werden. Viele Mütter haben in der Kindheit unbefriedigende Beziehungen zu ihren eigenen Betreuungspersonen gehabt und neigen daher dazu, professionellen Helfern mit Misstrauen zu begegnen und sie zu meiden. Es ist wichtig, alle positiven Verhaltenssignale des Säuglings gegenüber der Mutter zu ermitteln, damit man beurteilen kann, ob die Mutter Potential hat, einen wechselseitig befriedigenden Kontakt zum Säugling herzustellen. Außerdem ist es erforderlich, das Unterstützungssystem der Mutter und ihre Fähigkeit, sich auf einen Therapeuten einzulassen, zu untersuchen, bevor der Säugling wieder in ihre Obhut gegeben wird. Während des Krankenhausaufenthalts sollte auch unbedingt eingeschätzt und entschieden werden, ob das Baby anderweitig untergebracht werden muss. In einigen Fällen schwerer Vernachlässigung und damit verbundenem Missbrauch muss im Sinne des Kindeswohles das Jugendamt einbezogen werden, um die Familie zu einer positiven Veränderung zu mobilisieren oder eine Fremdunterbringung in die Wege zu leiten.

Die Entlassung aus dem Krankenhaus ist ein kritischer Zeitpunkt, zu dem alle Dienste einsatzfähig sein müssen, damit die Durchführung des Behandlungsplans gewährleistet ist. Der Behandlungsplan sollte auf den Einzelfall zugeschnitten sein und kann Hausbesuche von einer medizinischen Fachkraft, Tagesbetreuung für den Säugling, eine Eltern-Säuglings-Psychotherapie und eine Familientherapie für die Eltern umfassen. In einigen Fällen kann die externe Betreuung des Säuglings in einer liebevollen Umgebung die Mutter entlasten und ihr Gelegenheit geben, etwas Zeit für ihre eigenen Interessen und Bedürfnisse zu finden, so dass sie das Zusammensein mit ihrem Säugling wieder verstärkt als etwas Besonderes und Erfreuliches erlebt. Durch den erstmals von Fraiberg und Kollegen (1975) beschriebenen Ansatz, bei dem eine medizinische Pflegekraft oder eine Sozialarbeiterin Hausbesuche macht, um sich um die Mutter zu kümmern und sie in ihrer Rolle als Mutter zu unterstützen, damit sie fürsorglich für ihr Kind da sein kann, wird die Mutter aus ihrer Isolation befreit und erhält die Möglichkeit, eine stärkere Beziehung zu ihrem Kind zu entwickeln.

Die von Susan McDonough (2004) entwickelte sogenannte *Interaktionsanleitung (interaction guidance)* ist eine besonders vielversprechende Behandlungsmethode für diese Mütter und ihre Babys. Bei diesem Behandlungsansatz werden familiäre Beziehungsprobleme aufgegriffen, indem man das laufende Eltern-Säuglings-Interaktionsverhalten beobachtet und die Betreuungspersonen dazu anleitet, die eigenen Gefühle, Gedanken und Handlungen ebenso wie die des Säuglings besser zu verstehen. Durch Video-Feedback und die Betonung familiärer Stärken werden die Symptome des Säuglings gelindert und die Eltern erwerben die Fähigkeit, eine auf mehr Gegenseitigkeit beruhende, positivere Beziehung zu ihrem Kind zu entwickeln.

Die folgende Fallgeschichte beschreibt die Diagnose und Behandlung eines Säuglings und seiner jungen Mutter, die eine sozial benachteiligte Kindheit erlebt hatte, sich einsam und verlassen fühlte und ihrem Baby sehr wenig emotionale Zuwendung geben konnte.

Beispiel:
Carl war 8 Monate alt, als er über die Notaufnahme ins Krankenhaus aufgenommen wurde, weil er unter einer Atemwegsinfektion und einer schweren »Gedeihstörung« litt. Nachdem er sich von dem Infekt erholt hatte und eine gründliche medizinische Untersuchung keinerlei Hinweise auf eine körperliche Ursache seiner Mangelernährung erbracht hatte, wurde eine psychiatrische Begutachtung beantragt. Nach mehreren erfolglosen Versuchen erreichte der Psychiater schließlich den Vater, Mr. Long, und machte einen Termin mit ihm ab, um weitere Hintergrundinformationen zu erhalten und um Mutter und Säugling während des Fütterns zu beobachten. Mr. Long erklärte, dass er Schwierigkeiten habe, bei seinem Job in einer Baufirma frei zu bekommen, und dass die Mutter, Miss Roberts, keine Transportmöglichkeiten zum Krankenhaus habe. Das Paar war nicht verheiratet, weil Mr. Long noch nicht von seiner ersten Frau geschieden war, aber sie lebten zusammen mit Carl in einem Haus, das sie mit neun weiteren Mitgliedern von Mr. Longs weit verzweigter Familie teilten. Dort wohnten sie zu dritt in einem einzelnen Zimmer.

Miss Roberts war in ihrem letzten Jahr an der Highschool mit Carl schwanger geworden, hatte die Schule abgebrochen und war bei Mr. Long eingezogen. Sie beschrieb Carl als ruhiges Baby, das sehr viel schlief, aber Fütterprobleme stritt sie ab. Als Miss Roberts jedoch vorübergehend den Raum verließ, wandte sich Mr. Long an die Psychiaterin und klagte, dass Miss Roberts ihrem Sohn zu wenig Aufmerksamkeit schenke. Sie telefoniere ständig oder lese Zeitschriften, während sie das Baby füttere.

Die Beobachtung von Mutter und Säugling während der Füttersituation zeigte, dass die Mutter traurig und gedankenverloren aussah, während sie ihr Baby locker im Schoß hielt. Der Säugling lag in »Unterwerfungshaltung« da, die hochgehobenen Arme neben dem Kopf, und schaute weg, während er aus dem Fläschchen trank. Als er seine Mutter ansah, wandte sie den Blick ab, als ob sie den Augenkontakt mit ihrem Baby nicht ertragen könne.

Die weitere Evaluierung ergab, dass Miss Roberts sich sehr einsam und niedergeschlagen fühlte. Durch die Schwangerschaft war sie nicht in der Lage gewesen, ihren Schulabschluss zu machen. Ihre Familie hatte sich von ihr abgewandt, weil sie sich mit einem verheirateten Mann eingelassen hatte. Ihr Vater war Alkoholiker und hatte sie häufig geschlagen, wenn er betrunken war. Die Mutter hatte nie Zeit für sie gehabt, weil sie bis spät abends als Putzfrau arbeitete. Wenn sie nach Hause kam, war sie müde und musste sich um die vier jüngeren Geschwister von Miss Roberts kümmern. Über die Familie von Mr. Long sagte Miss Roberts, dass sie sich ihr gegenüber feindselig verhalte. Mr. Long arbeitete viel und war kaum zuhause. Die Telefonate, die Miss Roberts mit ihren Freundinnen von der Highschool führte, waren die einzige Ablenkung in ihrem unglücklichen Leben.

Während des Krankenhausaufenthalts nahm Carl zu, zeigte mehr Interesse und belohnte seine Lieblingskrankenschwester häufig mit einem Lächeln. Nachdem die Sozialarbeiterin eine Transportmöglichkeit für Miss Roberts arrangiert hatte, kam sie regelmäßig zu den Terminen mit der Sozialarbeiterin und verbrachte mehr Zeit mit Carl. Die Sozialarbeiterin förderte Miss Roberts und half ihr, an der Situation mit ihrer eigenen und der Familie von Mr. Long zu arbeiten und verbrachte außerdem Zeit mit Mutter und Kind beim Spiel. Sie würdigte die Fortschritte des Kindes und wies darauf hin, dass es versuchte, die Aufmerksamkeit seiner Mutter zu erringen, und dass es ein ganz besonderes Lächeln hatte, das ihr allein vorbehalten war.

Nach 4 Wochen im Krankenhaus wirkte Carl kräftiger. Miss Roberts schien die Zusammenarbeit mit der Sozialarbeiterin engagiert fortsetzen zu wollen. Das Krankenhauspersonal hatte bei Carls Entlassung ein gutes Gefühl. Eine Krankenschwester machte zweimal die Woche einen Hausbesuch, um nach Mutter und Sohn zu sehen, und Miss Roberts und Carl nahmen einmal wöchentlich einen Termin mit der Sozialarbeiterin im Krankenhaus wahr. Nach 6 Monaten kam die Krankenschwester, die die Hausbesuche machte, nicht mehr so häufig, aber Miss Roberts und Carl blieben noch für ein weiteres Jahr in Behandlung bei der Sozialarbeiterin. Mutter und Kind schienen in einer positiven Wechselseitigkeit aufeinander bezogen und fühlten sich offenbar wohl miteinander.

Differentialdiagnose

Diese Fütterstörung muss von organischen Erkrankungen unterschieden werden, die zu mangelnder Gewichtszunahme und zur Schwäche des Säuglings führen. Mutter und Baby zeigen in der Regel eine bessere wechselseitige Bezogenheit als bei der hier beschriebenen Fütterstörung mit unzureichender Eltern-Säuglings-Reziprozität, und das Baby reagiert bereitwilliger auf den Untersucher.

Literaturhinweise

Altemeier, W. A., O'Connor, S. M., Sherrod, K. B., & Vietze, P. M. (1985). Prospective study of antecedents for nonorganic failure to thrive. *The Journal of Pediatrics, 106* (3), 360–365.

American Psychiatric Association. (1980). *Diagnostic and statistical manual of mental disorders* (3. Aufl.). Washington, DC: Author.

American Psychiatric Association. (1994). *Diagnostic and statistical manual of mental disorders* (4. Aufl.). Washington, DC: Author.

Bakwin, H. (1949). Emotional deprivation in infants. *Journal of Pediatrics*, 35, 512–521.

Benoit, D., Zeanah, C. H., & Barton, M. L. (1989). Maternal attachment disturbances in failure to thrive. *Infant Mental Health Journal, 10* (3), 185–202.

Bithoney, W. G., & Newberger, E. H. (1987). Child and family attributes of failure-to-thrive. *Developmental and Behavioral Pediatrics, 8* (1), 32–36.

Black, M. M., Dubowitz, H., Hutcheson, J., Berenson-Howard, J., & Starr, R. H., Jr. (1995). A randomized clinical trial of home intervention for children with failure to thrive. *Pediatrics, 95*, 807–814.

Bullard, D. M., Glaser, H. H., Heagarty, M. C., & Pivchik, E. C. (1967). Failure to thrive in the neglected child. *American Journal of Orthopsychiatry, 37*, 680–690.

Chapin, H. D. (1915). Are institutions for infants necessary? *The Journal of the American Medical Association, 64*, 1–3.

Chatoor, I. (1991). Eating and nutritional disorders of infancy and early childhood. In J. Wiener (Hrsg.), *Textbook of child and adolescent psychiatry* (357–361). Washington, DC: American Psychiatric Press.

Chatoor, I. (2002). Feeding disorders in infants and toddlers: Diagnosis and treatment. *Child and Adolescent Psychiatric Clinics of North America, 11*, 163–183.

Chatoor, I., & Ammaniti, M. (2007). A classification of feeding disorders of infancy and early childhood. In W. E. Narrow, M. B. First, P. Sirovatka, & D. A. Regier (Hrsg.), *Age and gender considerations in psychiatric diagnosis: A research agenda for DSM-V* (227–242). Arlington, VA: American Psychiatric Press.

Chatoor, I., Dickson, L., Schaefer, S., & Egan, J. (1985). A developmental classification of feeding disorders associated with failure to thrive: Diagnosis and treatment. In

D. Drotar (Hrsg.), *New directions in failure to thrive: Research and clinical practice* (235–238). New York: Plenum.

Chatoor, I., Getson, P., Menville, E., Brasseaux, C., & O'Donnell, R. (1997). A feeding scale for research and clinical practice to assess mother-infant interactions in the first three years of life. *Infant Mental Health Journal, 18* (1), 76–91.

Coleman, R.W., & Provence, S. (1957). Environmental retardation (hospitalism) in infants living in families. *Pediatrics, 19,* 285–292.

Drotar, D., Eckerle, D., Satola, J., Pallotta, J., & Wyatt, B. (1990). Maternal interactional behavior with nonorganic failure-to-thrive infants: A case comparison study. *Child Abuse & Neglect, 14,* 41–51.

Drotar, D., & Malone, C.A. (1982). Family-oriented intervention in failure to thrive. In M. Klaus & M. O. Robertson (Hrsg.), *Birth inter action and attachment* (6.Aufl., 104–112). Skillman, NJ: Johnson & Johnson Pediatric Roundtable.

Evans, S. L, Reinhart, J.B., & Succop, R. A. (1972). Failure to thrive: A study of 45 children and their families. *Journal of the American Academy of Child and Adolescent Psychiatry, 11,* 440–457.

Fischoff, J., Whitten, C.F., & Petit, M.G. (1971). A psychiatric study of mothers of infants with growth failure secondary to maternal deprivation. *The Journal of Pediatrics, 79* (2), 209–215.

Fraiberg, S., Anderson, E., & Shapiro, U. (1975). Ghosts in the nursery. *Journal of the American Academyof Child and Adolescent Psychiatry, 14,* 387–421.

Gordon, A.H., & Jameson, J. C. (1979). Infant-mother attachment in patients with nonorganic failure to thrive syndrome. *Journal of the American Academy of Child and Adolescent Psychiatry, 18,* 251–259.

Kerr, M.A., Black, M.M., & Krishnakumar, A. (2000). Failure-to-thrive, maltreatment and the behaviour and development of 6-year-old children from low-income, urban families: A cumulative risk model. *Child Abuse & Neglect, 24,* 587–598.

Leonard, M.F., Rhymes, J.P., & Soinit, A.J. (1966). Failure to thrive in infants: A family problem. *American Journal of Diseases of Children, 111,* 600–612.

Mackner, L.M., Starr, R. H., & Black, M.M. (1997). The cumulative effect of neglect and failure to thrive on cognitive functioning. *Child Abuse & Neglect, 21,* 691–700.

McDonough, S.C. (2004). Interaction guidance: Promoting and nurturing the caregiving relationship. In A.J. Sameroff, S.C. McDonough, & K.L. Rosennblum (Hrsg.), *Treating parent-infant relationship problems* (79–96). New York: Guilford.

Narrow, W.E., First, M.B., Sirovatka, P., & Regier, D.A. (Hrsg.). (2007). *Age and gender considerations in psychiatric diagnosis: A research agenda for DSM-V.* Arlington, VA: American Psychiatric Press.

Oates, R.K. (1984). Non-organic failure to thrive. *Australian Paediatric Journal, 20,* 95–100.

Patton, R.G., & Gardner, L. L. (1963). *Growth failure in maternal deprivation.* Springfield, IL: Charles C. Thomas.

Reif, S., Beler, B., Villa, Y., & Spirer, Z. (1995). Long-term follow-up and outcome of infants with non-organic failure to thrive. *Israel Journal of Medical Sciences, 31,* 483–489.

Rosenn, D.W., Loeb, L.S., & Jura, M.B. (1980). Differentiation of organic from non-organic failure to thrive syndrome in infancy. *Pediatrics, 66,* 698–704.

Scheeringa, M., Anders, T., Boris, N., Carter, A., Chatoor, I., Egger, H., et al. (2003). Research diagnostic criteria for infants and preschool children: The process and empirical support. *Journal of the American Academy of Child and Adolescent Psychiatry, 42,* 1504–1512.

Schmitt, B.D., & Mauro, R.D. (1989). Nonorganic failure to thrive: An outpatient approach. *Child Abuse & Neglect, 13,* 235–248.

Spitz, R. (1945). Hospitalism, an inquiry into the genesis of psychiatric conditions in early childhood. *The Psychoanalytic Study of the Child, 1,* 53–74.

Sturm, L., & Drotar, D. (1989). Prediction of weight for height following intervention in three-year-old children with early histories of non organic failure to thrive. *Child Abuse & Neglect, 13,* 19–28.

Valenzuela, M. (1990). Attachment in chronically underweight young children. *Child Development, 61,* 1984–1996.

Ward, M.J., Kessler, D.B., & Altman, S.C. (1993). Infant-mother attachment in children with failure to thrive. *Infant Mental Health Journal, 14,* 208–220.

Weston, J., & Colloton, M. (1993). A legacy of violence in nonorganic failure to thrive. *Child Abuse & Neglect, 17,* 709–714.

ZERO TO THREE. (2005). *Diagnostic classification of mental health and developmental disorders of infancy and early childhood: Revised edition (DC:0–3R).* Washington, DC: Author.

4
Infantile Anorexie

Nosologie

1983 haben mein Kollege James Egan und ich erstmals eine Gruppe von ansonsten gesunden Kleinkindern beschrieben, bei denen eine schwere Nahrungsverweigerung und Gedeihstörung (FTT; Wachstumsdefizit) vorlag, die aber nicht der Beschreibung entsprachen, die in der Literatur für die sogenannte nicht-organische Gedeihstörung (NOFFT; Chatoor & Egan, 1983) gegeben wurde. Diese Kinder zeigten keinerlei Zeichen mütterlicher Deprivation, die als grundlegende Ursache für NOFFT galt. Ganz im Gegenteil. Die Eltern waren besorgt über die schlechte Nahrungsaufnahme ihrer Kinder und hatten verschiedenste Anstrengungen unternommen, um das Essverhalten der Kinder zu verbessern. Anfangs bezeichneten wir diese Fütterstörung als Trennungsstörung, weil sie in der Entwicklungsphase der Separation und Individuation aufzutreten schien, in der die Kleinkinder in intensive Kämpfe mit ihren Müttern über Eigenständigkeit und Kontrolle verstrickt sind, insbesondere in Füttersituationen, aber manchmal auch beim Spiel. Später nannten meine Kollegen und ich (Chatoor, 1989; Chatoor, Egan, Getson, Menvielle & O'Donnell, 1988) diese Fütterstörung »Infantile Anorexia Nervosa«, wegen der Ähnlichkeiten, die die Anorexia Nervosa und diese Fütterstörung hinsichtlich der Kämpfe um Autonomie und Kontrolle aufweisen. Dann wandelten wir den Namen in »Infantile Anorexie« ab, um die Aufmerksamkeit auf den Appetitmangel (Anorexie) zu lenken, der das zentrale Symptom bei dem Ausbruch dieser Fütterstörung in der Kindheit ist. Sie muss von der »Anorexia Nervosa« unterschieden werden, die durch die Angst vor bestehendem oder drohendem Übergewicht gekennzeichnet ist und zu einem späteren Zeitpunkt in Kindheit, Jugend oder Erwachsenenalter auftritt.

Die diagnostischen Kriterien durchliefen einige Veränderungen, als ich mit der nationalen *Task Force for Research Diagnostic Criteria for Infants and Preschool Children* zusammenarbeitete (Scheeringa et al. 2003), auf deren Empfehlung die Kriterien der Bezugsperson-Säuglings-

Interaktion gestrichen wurden. Die diagnostischen Kriterien für die Infantile Anorexie, veröffentlicht in der *Diagnostic Classification of Mental Health and Developmental Disorders of Infancy and Early Childhood: Revised Edition – DC:0–3R* (ZERO TO THREE, 2005), erfuhren einige weitere kleinere Veränderungen in der Formulierung. Die diagnostischen Kriterien wurden erneut überprüft und weiter modifiziert, als ich mit der nationalen *Infant and Young Child Research Planning Work Group* zusammenarbeitete, die von der *American Psychiatric Association* unterstützt wurde. Diese überarbeiteten Kriterien für die Infantile Anorexie und für die fünf weiteren in diesem Buch beschriebenen Fütterstörungen werden in dem Beitrag von Chatoor und Ammaniti (2007) zu *Age and Gender Considerations in Psychiatric Diagnosis: A Research Agenda for DSM-V* (Narrow, First, Sirovatka & Regier 2007) beschrieben. Die aktuellsten Kriterien für Infantile Anorexie sind folgende:

Diagnostische Kriterien

A Kennzeichnend für diese Fütterstörung ist die über mindestens einen Monat bestehende Weigerung des Säuglings oder Kleinkinds, angemessene Nahrungsmengen aufzunehmen.

B Diese Fütterstörung setzt häufig während der Übergangsphase zum Füttern mit dem Löffel und zum selbstständigen Essen ein, typischerweise im Alter zwischen 6 Monaten und 3 Jahren.

C Das Baby oder Kleinkind signalisiert selten, dass es Hunger hat, zeigt kaum Interesse am Essen aber großes Interesse an Exploration und Interaktion. Es will lieber spielen, herumlaufen oder reden als essen.

D Das Baby oder Kleinkind zeigt ein signifikantes Wachstumsdefizit (akute und/oder chronische Mangelernährung[1] nach Waterlow et al., 1977), oder das Gewicht des Kindes weicht in einem Zeitraum von 2–6 Monaten über 2 Haupt-Perzentile ab.

1 *Akute Mangelernährung* bezieht sich nach den Waterlow-Kriterien (Waterlow et al., 2007) auf den aktuellen oder »akuten« Ernährungszustand. Der Referenzwert »normal« liegt bei 50 Perzentilen des Körpergewichts bezogen auf die Körpergröße. Das aktuelle Gewicht des Kindes geteilt durch diese Zahl ergibt den Prozentsatz des idealen Körpergewichts. Leichte, mäßige oder schwere akute Mangelernährung entspricht jeweils 80 bis 89 Prozent, 70 bis 79 Prozent und weniger als 70 Prozent des Idealgewichts.

Chronische Mangelernährung ist nach den Waterlow-Kriterien als vermindertes Längenwachstum (»stunting«) definiert. Die tatsächliche Größe des Kindes wird geteilt durch die Größe, die laut der Wachstumskurve des National Center for Health Statistics (NCHS) der

E Die Nahrungsverweigerung ist nicht im Anschluss an einen traumatischen Auslöser im Mundrachenraum oder Magen-Darm-Trakt aufgetreten.

F Die Nahrungsverweigerung ist nicht auf eine zugrundeliegende körperliche Erkrankung zurückzuführen.

Klinisches Erscheinungsbild

Kinder mit dieser Fütterstörung werden in der Regel wegen der Nahrungsverweigerung und der Wachstumsprobleme zu einer psychiatrischen Einschätzung überwiesen. Bei der Besprechung der Füttererfahrungen berichten einige Mütter, dass sich diese Säuglinge sogar schon während der ersten Lebensmonate leicht durch externe Stimuli ablenken ließen. Wenn jemand den Raum betrat, wenn das Telefon klingelte oder sogar schon wenn die Mutter einfach die Position veränderte, hörten diese Babys auf zu trinken, schauten sich um und wollten nicht weiter gefüttert werden. Doch die meisten Eltern erklären, dass die Fütterprobleme während des Übergangs zur Löffelkost und zum eigenständigen Essen eingesetzt haben, im Alter zwischen 9 und 18 Monaten. Die Babys nehmen nur ein paar Bissen Nahrung auf und weigern sich dann, den Mund zu öffnen, um sich weiter füttern zu lassen. Sie werfen das Essen und Teile des Essgeschirrs umher und versuchen häufig, aus ihrem Hochstuhl herauszuklettern und herumzulaufen. Die Mehrheit der Eltern berichtet, dass diese Kinder aktiv, spielfreudig, neugierig und kontaktfreudig sind, aber kaum Hungersignale zeigen und nicht am Essen interessiert sind. Oft beschreiben die Eltern, wie ihre Kinder stundenlang oder den ganzen Tag in ihre Aktivitäten vertieft sind, ohne auch nur ein einziges Mal zu signalisieren, dass sie Hunger haben und etwas essen möchten.

50. Perzentile des altersbezogenen Erwartungswertes für die Größe des Kindes entspricht. Diese Zahl ergibt den Prozentsatz der »Idealgröße« des Kindes. Leichte, mäßige oder schwere chronische Mangelernährung entspricht jeweils 90 bis 95 Prozent, 85 bis 89 Prozent und weniger als 85 Prozent der idealen Körpergröße.

Zusätzliche Parameter bei Wachstumsschwankungen beziehen sich darauf, dass das Gewicht des Kindes in einem Zeitraum von 2 bis 6 Monaten über zwei Haupt-Perzentile schwankt. Diese Messung ist besonders hilfreich bei Kindern, die anfänglich groß gewachsen sind und sich in Bezug auf Gewicht und Größe zunächst um die 50. Perzentile oder darüber entwickeln und dann einen Abwärtstrend in ihrem Wachstumsbild zeigen.

Die Eltern reagieren häufig mit zunehmender Besorgnis auf die schlechte Nahrungsaufnahme und das langsame Wachstum ihres Kindes und versuchen, es durch Zureden, Ablenken mit Spielzeug und Fernsehen, abwechslungsreiche Kost, Füttern beim Spielen, Füttern bei Nacht, durch Drohungen und sogar Füttern unter Zwang dazu zu bringen, mehr zu essen. Manchmal helfen Ablenkungen oder das Angebot anderer Nahrungsmittel vorübergehend, doch nach einer Weile werden den Kindern die Spielsachen langweilig und die Eltern müssen sich immer wieder neue Ablenkungen ausdenken. Einige Eltern berichten, dass sie das Kind mit Wasserspielsachen in die Badewanne setzen, wenn sie es füttern wollen, um es auf diese Weise am Herumrennen zu hindern. Andere gestehen, dass ein Elternteil Regenschirme aufspannt und zusammenklappt oder mit Glöckchen klingelt, während der andere Elternteil Nahrung in den Mund des Kindes schiebt. Indem die Eltern zu Ablenkungen und einigen dieser verzweifelten Maßnahmen greifen, wird das Essen für das Kind zu einer Sache, die vollständig von außen durch die Interaktion mit den Eltern reguliert wird. Dies erweist sich als zunehmende Belastung für die Eltern, die sich schließlich frustriert und hilflos fühlen, weil die Nahrungsaufnahme des Kindes trotz all ihrer Bemühungen für ein normales Wachstum unzureichend bleibt.

Anfangs nehmen die Kinder einfach nicht in normalem Maße an Gewicht zu, doch nachdem sie einige Wochen oder Monate lang nicht ausreichend gegessen haben, verlangsamt sich ihr Längenwachstum und es kommt zur chronischen Mangelernährung, die durch eine verminderte Größe *(stunting)* gekennzeichnet ist. Interessanterweise wächst der Kopf in den meisten Fällen normal weiter, auch die kognitive Entwicklung ist altersangemessen und mitunter sogar überdurchschnittlich. Bei älteren Kindern wirkt der Körper verhältnismäßig klein und dünn, während der Kopf die dem Alter des Kindes entsprechende Größe hat. So kann dann etwa ein Vierjähriger mit Infantiler Anorexie wie ein zweijähriges Kleinkind aussehen oder ein Neunjähriger wie ein Erstklässler. Bei einigen Kindern verläuft das Größenwachstum allerdings weiterhin normal, obwohl sie durch die unzureichende Nahrungsaufnahme extrem mager werden.

Das folgende Beispiel veranschaulicht die Entwicklung der Nahrungsverweigerung und des Wachstumsdefizits bei einem Kleinkind mit Infantiler Anorexie:

Beispiel:
Susan war 17 Monate alt, als sie wegen Nahrungsverweigerung und Wachstumsverzögerung von ihrem Kinderarzt für eine Evaluation an das Multidisciplinary Feeding Disorders Team überwiesen wurde. Susans Gewicht war von der 40. Perzentile im Alter von 9 Monaten auf die 5. Perzentile gefallen und ihre Größe war von der 50. auf die 20. Perzentile gefallen. Ihr Kopfumfang blieb jedoch bei der 50. Perzentile. Trotz des Wachstumsstillstandes war Susan ein aktives und gewinnendes Kleinkind. Sie hatte einen Wortschatz von über zehn Wörtern und Spaß am Spielen und am Betrachten ihrer Bilderbücher.

Susans Eltern, Mr. und Mrs. Ward, berichteten, dass Susan voll ausgetragen zur Welt gekommen war und bei der Geburt 3724 Gramm gewogen hatte. Sie hatte keine körperlichen Erkrankungen, ließ sich problemlos stillen und wuchs bis zum Alter von etwa 9 Monaten um die 40. Perzentile in Bezug auf das Gewicht und die 50. Perzentile in Bezug auf Größe und Kopfumfang. Mrs. Ward berichtete allerdings, dass Susan sogar schon im Alter von zwei Monaten mit dem Trinken innehielt und sich umsah, wenn jemand den Raum betrat oder das Telefon klingelte. Deshalb verlagerte Mrs. Ward das Stillen ins Schlafzimmer und schirmte Susans Augen mit einer Windel ab, um sie vor Ablenkungen zu schützen. Im Allgemeinen verliefen die Mahlzeiten dann erfolgreich.

Als Susan 6 Monate alt war, führte Mrs. Ward Cerealien und Babykost ein, was sie problemlos akzeptierte. Doch die Mutter bemerkte, dass Susan nach ein paar Löffeln unruhig wurde, sich weigerte, den Mund zu öffnen, und versuchte, ihrer Mutter den Löffel wegzunehmen. Mrs. Ward fing an, Susan verschiedene Spielsachen anzubieten, die sie eine Weile zu beschäftigen schienen, so dass Mrs. Ward sie mit dem Löffel füttern konnte, während sie spielte. Doch im Alter von etwa 9 Monaten weigerte sich Susan zunehmend, den Mund zu öffnen, und Mrs. Ward musste sich immer mehr anstrengen, um Susan beim Füttern abzulenken. Susans Mutter ging dazu über, den Fernseher zu nutzen, insbesondere einen speziellen Videofilm, der Susan zu faszinieren schien. Doch sobald Susan merkte, dass sie gefüttert wurde, griff sie sofort nach dem Löffel und warf ihn weg. Mit 11 Monaten lernte Susan laufen und weigerte sich, in den Hochstuhl gesetzt zu werden. Sogar wenn es Mrs. Ward gelang, Susan auf den Stuhl zu bugsieren, saß sie nur einen kurzen Augenblick still und fing dann an, Essen und Geschirr umherzuwerfen und herumzuzappeln, um aus dem Hochstuhl herauszukommen. Daraufhin begann Mrs. Ward, Susan »auf der Flucht« zu füttern: Sie hielt das Essen immer parat und bot Susan in regelmäßigen Abständen etwas an oder folgte ihr mit dem Löffel. Susan war verspielt und aktiv, aß aber sehr wenig, und ihre Hauptnahrungsquelle blieb die Brust, nach der sie bis zu achtmal am Tag verlangte und zusätzlich noch dreimal in der Nacht.

Bei der kinderärztlichen Routine-Untersuchung im Alter von 12 Monaten stellte der Kinderarzt fest, dass Susan seit dem Alter von 9 Monaten nur ein paar Unzen an Gewicht zugenommen hatte, obwohl ihre Größe und ihr Kopfumfang weiterhin bei der 50. Perzentile lagen. Der Kinderarzt äußerte sich besorgt und empfahl, dass Mrs. Ward das Stillen reduzieren sollte, um Susan dazu zu bringen, mehr feste Nahrung aufzunehmen. Im Anschluss an diesen Besuch wurde Mrs. Ward immer ängstlicher, weil Susan Tobsuchtsanfälle bekam, wenn die Mutter ihr die Brust vorenthielt und weiterhin sehr wenig feste Nahrung aufnahm. Die Still-Sitzungen waren für gewöhnlich ziemlich kurz, nur einige Minuten. Die Mutter hatte das Gefühl, dass Susan das Stillen eher als Trost brauchte und um ihrer Mutter nahe zu sein – weniger, weil sie hungrig war. Die Fütterzeiten gestalteten sich immer schwieriger, weil es mehr und mehr Anstrengung kostete, Susan in den Hochstuhl zu setzen und sie zu irgendeiner Form von Nahrungsaufnahme zu bewegen. Doch trotz ihrer unzureichenden Nahrungsaufnahme schien Susan ein aktives und glückliches Kleinkind zu sein, solange sie nicht essen musste. Sie genoss es, mit ihren Eltern zu spielen und verlangte fast ununterbrochene Aufmerksamkeit. Mrs. Ward hatte ursprünglich beabsichtigt, ihre Berufstätigkeit wieder aufzunehmen, wenn Susan ein Jahr alt war, entschied dann aber aufgrund von Susans Fütterproblemen und ihres klammernden Verhaltens zu Hause zu bleiben und sich um ihre Tochter zu kümmern. Sie fürchtete, dass niemand sonst mit Susans schwierigem Verhalten beim Füttern zurechtkommen würde und schaffte es nicht, mit dem Stillen aufzuhören, weil sie Angst hatte, dass Susan verhungern und sterben würde. Mrs. Ward fühlte sich hilflos und hatte sich selbst eingeredet, dass sie als Mutter etwas falsch gemacht haben musste – dass sie bei ihrem Kind versagt hatte.

Einige Kleinkinder wie Susan steigern sich in eine immer heftigere Nahrungsverweigerung hinein, und die Kinderärzte reagieren mitunter so besorgt auf das schlechte Wachstum, dass sie transnasale Ernährungssonden einführen, die von den Kleinkindern oft herausgerissen werden. Es folgen intensive Kämpfe, wenn die Sonden von den Eltern wieder eingeführt werden müssen. Diese Auseinandersetzungen können dazu führen, dass das Kind eine Posttraumatische Fütterstörung entwickelt (siehe Kapitel 6). Außerdem hat die Sondenernährung zur Folge, dass die Hungerwahrnehmung des Kindes noch stärker beeinträchtigt wird und es noch schwieriger wird, ihm dabei zu helfen, seine Hungergefühle zu erkennen. Das macht es sehr schwierig, die Ernährungssonde wieder zu entfernen, wenn das Gewicht des Kindes einen normalen Stand erreicht hat.

Der folgende Fall illustriert die Auswirkung der Sondenernährung auf ein Kleinkind mit Infantiler Anorexie und die Belastung, der die Eltern ausgesetzt sind.

Beispiel:
Anna wurde erstmals mit 22 Monaten für eine diagnostische Einschätzung vorstellig, weil sie sich heftig dagegen sträubte, gefüttert zu werden und die Nahrungsaufnahme verweigerte. Das mangelnde Interesse am Essen und die Nahrungsverweigerung hatten im Alter von etwa 10 Monaten eingesetzt. Mit 15 Monaten war sie aus der »Wachstumskurve herausgefallen«, und die Kinderärztin hatte sie an ein verhaltenstherapeutisches Programm für Fütterprobleme überwiesen, bei dem sie für die Nahrungsaufnahme belohnt wurde, indem sie für kurze Zeit ein Spielzeug erhielt. Umgekehrt wurde sie für Nahrungsverweigerung bestraft, indem man ihr das Spielzeug vorenthielt. Das Programm führte dazu, dass Anna während des Fütterns verstärkt weinte und sich das Wachstum weiter verlangsamte. Als Anna 20 Monate alt war, war die Kinderärztin so besorgt über ihr schlechtes Wachstum, dass sie eine Sondenernährung einleitete. Die Eltern wurden darin geschult, die Nasensonde in Annas Magen einzuführen und erhielten die Anweisung, ihrer Tochter tagsüber drei Mahlzeiten per Sonde zu verabreichen und nachts für eine kontinuierliche Sondenernährung zu sorgen.

Anna schrie während dieser Prozeduren aus Leibeskräften und wehrte sich so heftig dagegen, dass ein Elternteil sie in eine Decke einwickeln und halten musste, während der andere die Sonde einführte und an Annas Wange festklebte. Manchmal, wenn Anna auch nur einen kurzen Moment lang unbeobachtet war, zog sie die Nasensonde heraus und die Eltern mussten mit der ganzen Prozedur von vorn beginnen. Obwohl die Sondenernährung zu einer befriedigenden Gewichtszunahme führte, waren Anna und ihre Eltern von der Verfahrensweise zutiefst traumatisiert. Anna hörte auf, irgendeine Nahrung in den Mund aufzunehmen, und fing an zu schreien, wenn sie Essen oder damit zusammenhängende Gegenstände sah oder man sie hinsetzte, um sie zu füttern oder die Sonde einzuführen. Der Vater berichtete, dass er auf dem Nachhauseweg schon bei dem Gedanken an die bevorstehende Einführung der transnasalen Sonde Herzrasen bekam. Die Mutter war völlig erschöpft davon, ständig auf ihre Tochter aufzupassen und sich Sorgen um ihr Gewicht zu machen.

Verlauf der Fütterstörung

Eine Langzeitstudie von Dahl und Kollegen in Schweden (Dahl, 1987; Dahl, Rydell & Sundelin, 1994) zeigte, dass eine Nahrungsverweigerung in Verbindung mit einem Wachstumsdefizit im Alter von 10 Monaten häufig persistiert und dass 70 Prozent dieser Kinder im Alter von 7 Jahren weiterhin Essprobleme zu Hause und in der Schule hatten. Die prospektive Studie von Marchi und Cohen (1990) kam außerdem zu dem Ergebnis, dass ein signifikanter Zusammenhang zwischen »picky eating«, also wählerischem Essverhalten (definiert als »isst nicht genug«, »häufig sehr wählerisch beim Essen«, »isst normalerweise sehr langsam« und »hat für gewöhnlich kein Interesse am Essen«) in der frühen Kindheit und Anorexia Nervosa in der Adoleszenz bestand. Etwa 800 Kinder derselben Altersgruppe wurden erneut über einen Zeitraum von 17 Jahren von früher Kindheit bis zum Erwachsenenalter von Kotler, Cohen, Davies, Pine und Walsh (2001) begleitet. Die Autoren identifizierten Konflikte, Kämpfe und unangenehme Erfahrungen im Hinblick auf das Essen in der frühen Kindheit als Risikofaktoren für die spätere Entwicklung von Essstörungen. Doch auch hier gilt wieder, dass einige dieser Kriterien für »picky eating« zwar zur Infantilen Anorexie passen, die Befunde aber mit Vorsicht betrachtet werden müssen, weil sie sich nicht vollständig auf das Ergebnis für die Infantile Anorexie übertragen lassen.

In einer Langzeitstudie zur Infantilen Anorexie von Lucarelli, Cimino, Petrocchi und Ammaniti (2007) in Rom wurden Kinder, bei denen man ursprünglich im Alter zwischen 6 Monaten und 3 Jahren die Diagnose Infantile Anorexie gestellt hatte, über einen längeren Zeitraum beobachtet. Die Kinder wurden erneut im Alter von 4 bis 6 Jahren untersucht und dann noch einmal im Alter von 7 bis 8 Jahren. Obwohl sich der Ernährungszustand im Alter von 4 bis 6 Jahren verbessert hatte, zeigten 47

Prozent der Kinder weiterhin leichte, 22 Prozent mäßige und 13 Prozent schwere Grade von Mangelernährung; im Alter von 7 bis 8 Jahren zeigten 58 Prozent leichte und 21 Prozent mäßige Grade an Mangelernährung. Nur bei 21 Prozent der Kinder hatte sich das Gewicht normalisiert, die meisten hatten weiterhin kontinuierliche Essprobleme, aßen extrem langsam und vermieden neue Nahrungsmittel. Verglichen mit einer Kontrollgruppe zeigten sie außerdem mehr Trennungsangst, Schulphobien, Schlafstörungen, somatische Beschwerden und oppositionelles Verhalten.

Nach meiner klinischen Erfahrung mit Schulkindern, deren Essprobleme im Kleinkindalter begonnen hatten und nicht behandelt worden waren, setzte sich der Konflikt übers Essen zwischen Eltern und Kleinkindern bis in die spätere Kindheit fort. Meine klinische Beobachtung zeigt, dass die Kinder, sogar wenn sie älter werden, nicht zu bemerken scheinen, wann sie hungrig sind und sie lieber spielen als essen. Diese Kinder sind häufig kontaktfreudig, gern in Gesellschaft von Freunden und voller Neugier; sie lernen gern und sind normalerweise gut in der Schule. Einige erklären, dass Essen langweilig sei und dass sie keine Zeit haben, um in der Schule zu essen, weil sie sich nur beim Mittagessen mit ihren Freunden unterhalten können. Die meisten Jungen und einige der Mädchen sind sehr unglücklich über ihre geringes Gewicht, während andere Mädchen eine gestörte Körperwahrnehmung zu haben scheinen und sich Sorgen machen, weil sie ihren Bauch zu dick oder ihre Beine zu fett finden – ähnlich wie adoleszente Mädchen mit Anorexia Nervosa.

Wie an früherer Stelle erwähnt, wachsen die meisten Kinder mit Infantiler Anorexie sehr langsam. Ihr Körper wirkt richtig proportioniert aber klein und dünn, während der Kopf die altersgerechte Größe hat. Einige Kinder wachsen normal weiter, sind aber sehr mager. Meine klinische Erfahrung deutet allerdings darauf hin, dass die Kinder bei besserer Nahrungsaufnahme bis zum Ende der Pubertät, wenn die Wachstumslinien sich schließen, die Fähigkeit behalten, ihr volles Wachstumspotential zu entfalten.

Die folgende Fallgeschichte zeigt, dass ein Kind die Wachstumsverzögerung aufholen kann, sobald es mehr isst:

Beispiel:

John war dreizehneinhalb Jahre alt, als er von seinem Kinderarzt für eine psychiatrische Diagnostik überwiesen wurde, weil er schlecht wuchs und schwere Konflikte mit seiner Mutter übers Essen hatte. John hatte die Größe und das Knochenalter eines Neunjährigen und war wegen seiner schmächtigen Statur in der Schule von allen Mannschaftssportarten ausgeschlossen worden. In den letzten drei Jahren war er von drei verschiedenen Endokrinologen untersucht worden, aber sie alle hatten festgestellt, dass die Produktion seiner Wachstumshormone normal war, und gefolgert, dass sein Wachstumsdefizit eine Folge unzureichender Nahrungsaufnahme war.

Johns Mutter, Mrs. Hunter, erinnerte sich, dass sie mit ihm übers Essen gestritten hatte, seit er acht Monate alt gewesen war und sich weigerte, von ihr gefüttert zu werden. Sie brachte tiefe Frustration darüber zum Ausdruck, dass er sein Schulbrot wieder mit nach Hause brachte, weil er in der Schule keine Zeit zum Essen gehabt habe. Zuhause spielte er lieber als zu essen und stritt sich mit den Eltern, wenn er zu den Mahlzeiten an den Tisch gerufen wurde. Aber er war sehr bekümmert, weil seine Mitschüler ihn wegen seiner geringen Größe neckten und die Trainer ihn von den Mannschaftssportarten ausgeschlossen hatten, auch wenn er ein hervorragender Schüler war und für seine Intelligenz und seinen Witz von Mitschülern und Lehrern respektiert wurde.

John ließ sich engagiert auf die Behandlung ein und bemühte sich, seine Hunger- und Sättigungssignale zu erkennen, um seine Kalorienaufnahme zu steigern. Er lernte, sich aus den Kämpfen, die er mit seiner Mutter übers Essen führte, zu lösen und freute sich über sein beschleunigtes Wachstum, das einsetzte, sobald er angefangen hatte, mehr zu essen. Als John 19 Jahre alt und am College war, berichtete seine Mutter mir, dass es John sehr gut gehe und er zum buchstäblich größten Familienmitglied herangewachsen war.

Allgemeine demographische Merkmale

Es ist bemerkenswert, dass die Studien von Ammaniti, Cimino, Lucarelli, Speranza und Vismara (2004) in Rom und von Chatoor und Kollegen (Chatoor, Ganiban, Hirsch, Borman-Spurrell & Mrazek, 2000; Chatoor, Hirsch, Ganiban, Persinger & Hamburger, 1998) in Washington, DC, gezeigt haben, dass die Infantile Anorexie im Gegensatz zur Anorexia Nervosa, die hauptsächlich Mädchen betrifft, mit derselben Häufigkeit bei Mädchen und Jungen auftritt. Außerdem kam man an beiden Orten zu dem Ergebnis, dass die betreffenden Kinder vorwiegend aus der Mittel- und Oberschicht stammten, was auch für Anorexia Nervosa festgestellt wurde. Dies könnte eine Folge der typischen Überweisungspraxis sein, weil an beiden Orten Fachkliniken tätig sind und Familien aus sozial schwachen Verhältnissen möglicherweise größere Schwierigkeiten haben, Zugang zu qualifizierter fachlicher Hilfe für ihre Kinder zu bekommen. Möglich ist auch, dass Familien aus der Unterschicht mit so vielen anderen Überlebensproblemen zu kämpfen haben, dass sie nicht die Energie haben, sich um die Nahrungsaufnahme ihrer Kinder zu sorgen.

Merkmale des Kindes

Temperament

Einige Studien sind zu dem Ergebnis gekommen, dass Kleinkinder mit Infantiler Anorexie von ihren Eltern als besonders negativ, unartig, abhängig, ungestüm und schwierig eingeschätzt werden (Chatoor et al., 2000), und dass die Kinder mehr Angst/Depression, somatische Beschwerden und aggressive Verhaltensweisen zeigen als Kinder aus gesunden Vergleichsgruppen (Ammaniti, Ambruzzi, Lucarelli, Cimino & D'Olimpio, 2004). Wie diese Studien nahelegen, weisen viele Kleinkinder mit Infantiler Anorexie ein schwieriges Temperament auf, das durch unregelmäßige Ess- und Schlafrhythmen, ungezügeltes und eigensinniges Verhalten, heftige Wutanfälle, erhöhte Abhängigkeit von der Mutter und schwere Trennungsangst gekennzeichnet ist. Obwohl nicht jedes Kleinkind mit Infantiler Anorexie alle diese Temperamentsmerkmale aufweist, zeigte die Studie von Chatoor et al. (2000) eine signifikante Korrelation zwischen schwierigen Temperamentsmerkmalen des Kindes und der Stärke des Mutter-Kind-Konflikts bei den Mahlzeiten. Der Mutter-Kind-Konflikt beim Füttern und schwierige Temperamentsmerkmale des Kindes korrelierten zudem beide signifikant mit dem Gewicht des Kindes. Die schwierigeren Kleinkinder zeigten schwerwiegendere Konflikte mit ihren Bezugspersonen beim Füttern und wiesen ein geringeres Gewicht auf. Obwohl es sich um eine Querschnittsstudie handelte und man die Richtung der Korrelation nicht bestimmen kann, stützen klinische Fallgeschichten die Annahme, dass schwierige Eigenschaften des Kindes zu einer stärkeren Ausprägung der Infantilen Anorexie führen.

Physiologische Erregung

Eine Pilotstudie von Chatoor, Ganiban, Surles und Doussard-Roosevelt (2004) ergab, dass Kleinkinder mit Infantiler Anorexie verglichen mit einer Kontrollgruppe gesunder Esser erhöhte physiologische Erregung und eine geringere Fähigkeit zur Modulation der physiologischen Reaktivität zeigten. Initiiert wurde diese Studie aufgrund der klinischen Beobachtung, dass Kleinkinder mit Infantiler Anorexie offenbar für lange Zeiträume aktiv sind, ohne Hungergefühle zu signalisieren, und die Eltern die Kinder normalerweise zum Essen drängen müssen, weil sie das Gefühl haben, dass die Kinder sich ihrer Hungergefühle nicht bewusst sind. Gleichzeitig handelt es sich um sehr »geschäftige« Kinder, die ständig »auf dem Sprung« sind. Sie haben Schwierigkeiten, ihr Spiel zu unterbrechen, um zu essen, und sie scheinen geistige Anregung und Ablenkung zu suchen, wenn sie in den Hochstuhl gesetzt werden, anstatt sich zu entspannen und zu essen. Vielen dieser Kinder fällt es auch schwer, die Stimulation abzuschalten und zu entspannen, wenn sie schlafen sollen. Diese Kleinkinder scheinen in physiologischer Hinsicht im »Turbogang« zu laufen, der die kognitive und physische Aktivität fördert, weshalb sie Schwierigkeiten haben, diese physiologische Erregung herunterzuregulieren, was für Essen, Schlafen und Wachstum notwendig ist.

Die Studie wirft die Frage auf, ob die Schwierigkeit, den Hunger wahrzunehmen – charakteristisch für Kinder mit Infantiler Anorexie – mit einem anderen physiologischen Erregungsmuster zusammenhängt, nämlich dass diese Kinder aufgrund ihrer erhöhten physiologischen Erregung gar keinen Hunger empfinden. Um diese wichtige Frage zu klären, sollte die Untersuchung aber mit einer größeren Gruppe von Kindern wiederholt werden.

Bindungssicherheit des Kindes

Weitere Studien sind zu dem Ergebnis gekommen, dass Kleinkinder mit Infantiler Anorexie eine höhere Rate an unsicheren Bindungsbeziehungen aufwiesen als gesunde Esser (Ammaniti, Cimino et al., 2004; Chatoor, Ganiban et al., 1998), auch wenn die Mehrheit der anorektischen Kleinkinder (60 Prozent) sichere Bindungsmuster zeigten. Die signifikante Korrelation zwischen dem Schweregrad der Mangelernährung und dem Grad der Bindungssicherheit deutete allerdings darauf hin, dass eine unsichere Bindung zwischen Kind und Bezugsperson mit einer schwereren Ausprägung der Infantilen Anorexie verknüpft ist (Chatoor, Ganiban et al., 1998).

Kognitive Entwicklung des Kindes

Eine Studie von Chatoor, Surles et al. (2004) zeigte, dass die kognitive Leistung von Kleinkindern mit Infantiler Anorexie im Durchschnitt innerhalb der normalen Bandbreite der kognitiven Entwicklung liegt. Diese Studie offenbarte allerdings, dass normale Esser beim Mental Developmental Index (MDI) wesentlich besser abschnitten als die Gruppe mit Infantiler Anorexie. Innerhalb dieser Gruppe erreichten die Korrelationen zwischen den MDI-Scores und dem Prozentanteil am Idealgewicht der Kleinkinder keine statistische Signifikanz, während bei allen Gruppen die MDI-Scores der Kleinkinder eine signifikante Korrelation mit der Qualität der Mutter-Kind-Interaktionen, dem Bildungsgrad der Mutter und dem sozioökonomischen Status der Familie zeigten. Je heftiger die Konflikte zwischen Mutter und Kind beim Füttern und Spielen, desto niedriger die MDI-Scores des Kindes. Je höher der Bildungsgrad der Mutter und der sozioökonomische Status der Familie, desto besser schnitt das Kind beim Entwicklungstest ab.

Diese Studie ist von großer klinischer Bedeutung, weil Kinderärzte häufig vor allem über die »Gedeihstörung« des Kindes besorgt sind und fürchten, dass das Wachstumsdefizit zur geistigen Beeinträchtigung führt, wenn das Kind älter wird. Diese Studie hat gezeigt, dass nicht das Gewicht des Kindes die kindliche Entwicklung gefährdet, sondern die Interaktionsqualität zwischen Bezugsperson und Kind beim Füttern und Spielen. Von daher ist es sehr wichtig, genau zuzuhören, wenn die Eltern von ihrem Kummer über die Nahrungsverweigerung des Kindes berichten und sich nicht ausschließlich auf das Gewicht des Kindes zu konzentrieren.

Merkmale der Eltern

Beim Umgang mit Säuglingen und Kleinkindern ist es von entscheidender Bedeutung, dass man versteht, inwiefern die elterliche Psychopathologie und geringe elterliche Kompetenzen zum Distress und zur

Beeinträchtigung des Kindes beitragen. Es liegen allerdings keine prospektiven Langzeitstudien vor, die sich mit diesem Zusammenhang befassen. Querschnittsstudien von Chatoor et al. (2000) und von Ammaniti, Cimino et al. (2004) werfen etwas Licht auf bestimmte elterliche Merkmale, die mit der Fütterstörung der Kinder zusammenhängen können.

Da elterliches Verhalten häufig von einer Generation an die nächste weitergegeben wird, hat die Studie von Chatoor und Kollegen (2000) das Bindungsmuster von Müttern an ihre eigenen Eltern untersucht, und zwar (a) bei Müttern von Kleinkindern mit Infantiler Anorexie, (b) bei Müttern von Kleinkindern, die als »picky eaters« betrachtet wurden, und (c) bei Müttern von gesunden Essern. Die Autoren stellten fest, dass Mütter von Kleinkindern mit Infantiler Anorexie vermehrt ein unsicheres Bindungsmuster an ihre eigenen Eltern zeigten als Mütter von wählerischen Essern und Mütter von gesunden Kindern in der Vergleichsgruppe. Außerdem stand die unsichere Bindung bei der Mutter in Zusammenhang mit der Heftigkeit des Konflikts zwischen Mutter und Kind beim Füttern. Das deutet darauf hin, dass unsicher gebundene Mütter eher dazu neigen, sich in Konflikte zu verwickeln, und intensiver mit ihren anorektischen Kleinkindern streiten. Dennoch darf man nicht vergessen, dass nicht alle Mütter von anorektischen Kleinkindern unsichere Bindungsmuster aufweisen und trotzdem Kämpfe ums Essen mit ihren anorektischen Kindern austragen.

Die Studie von Ammaniti, Cimino et al. (2004) war stärker auf elterliche Psychopathologien ausgerichtet und kam zu dem Ergebnis, dass Mütter von anorektischen Kindern eher zu dysfunktionalen Einstellungen zum Essen, zu Angst, Depression und Feindseligkeit neigten als Mütter von gesunden Kindern einer Vergleichsgruppe. Auch hier handelte es sich wieder um eine Querschnittsstudie, und nicht alle Mütter wiesen psychopathologische Merkmale auf.

Interaktionen zwischen Bezugsperson und Kleinkind

Weitere Studien haben ergeben, dass bei der Infantilen Anorexie die Interaktionsmuster von Mutter und Kleinkind durch geringere dyadische Reziprozität, starke dyadische Konflikte, mehr Machtkämpfe sowie durch verstärktes Reden und mehr Ablenkungen während des Fütterns gekennzeichnet sind (Chatoor et al., 1988; Chatoor, Ganiban, Harrison &

Hirsch, 2001; Chatoor, Getson et al., 1997; Chatoor, Hirsch et al., 1998; Lucarelli, Ambruzzi, Cimino, D'Olimpio & Finistrella, 2003). Diese Beobachtungen, die nicht nur in unserem Center, sondern auch von einem anderen Team in Rom in mehreren Studien bestätigt wurden, sind sehr wichtig, um diese Fütterstörung zu verstehen. Deshalb sollte die Beobachtung der primären Bezugsperson und des Kleinkindes während der Füttersituation ein wesentlicher Bestandteil der Diagnostik sein. Die Beobachtungen offenbaren, wie stark das Kind die Nahrung verweigert, und die Art, wie der Elternteil damit umgeht. Wie an früherer Stelle erwähnt, ist das Kind häufig leicht ablenkbar, weigert sich, den Mund zu öffnen, wirft mit Essen und Besteck, zappelt, um aus dem Hochstuhl herauszukommen, und rennt im Zimmer umher, während die Bezugsperson versucht, etwas Nahrung in seinen Mund zu bugsieren, indem sie das Kind ins Spiel verwickelt, es ablenkt, ihm mit dem Löffel hinterherläuft oder zu Zwangsmitteln greift, zum Beispiel das Kind festhält und ihm Nahrung in den Mund stopft.

Der folgende Fall illustriert, wie der Konflikt zwischen Mutter und Kind eskalieren und zum Füttern mit Zwang führen kann.

Beispiel:
Albert war 15 Monate alt, als er von seinem Kinderarzt wegen Nahrungsverweigerung und verzögertem Wachstum überwiesen wurde. Seine Mutter, Mrs. Harris, berichtete, dass sie anfing, sich Sorgen über Alberts Essverhalten zu machen, als er 8 Monate alt gewesen war. In seiner motorischen Entwicklung war er seinem Alter voraus und konnte damals bereits laufen, wenn er sich an Möbelstücken entlanghangelte. Er wollte sich einfach umherbewegen und protestierte, wenn man ihn in den Hochstuhl setzte. Wenn Mrs. Harris ihn dort platziert hatte, weigerte er sich, den Mund zu öffnen, entriss ihr den Löffel und warf ihn weg. Alberts Mutter gab die Versuche mit dem Hochstuhl auf und versuchte, ihn zu füttern, während er herumwanderte und mit seinen Spielsachen beschäftigt war. Als er aktiver wurde, wurde es immer schwieriger, irgendein Essen in ihn hineinzubekommen, und der größte Teil seiner Kalorienaufnahme stammte aus den Flaschenmahlzeiten. Die Flaschenmahlzeiten wurden im Laufe des Tages ebenfalls immer seltener, und Albert wachte nachts zwei oder dreimal auf und forderte die Flasche. Zum Zeitpunkt der Evaluierung war Mrs. Harris erschöpft und fühlte sich durch Alberts Fütter- bzw. Essmuster in der Falle.

Die Beobachtung der Füttersituation offenbarte intensive Konflikte zwischen Mutter und Kind. Mrs. Harris schaffte es, Albert in den Hochstuhl zu setzen. Als er anfing, nach dem Essen und Besteckteilen auf dem Tablett zu greifen, zog sie das Tablett weiter weg, damit er es nicht mehr erreichen konnte. Sie versuchte, ihn mit dem Löffel zu füttern, aber er schlug den Löffel weg. Dann gab sie ihm eine Fritte, die er ebenfalls schreiend wegwarf, während er nach dem Tablett mit dem Essen griff, das seine Mutter aus seiner Reichweite gezogen hatte. Mrs. Harris fragte ihn: »Was möchtest du?« und bot ihm den Löffel und einige weitere Pommes frites an, aber Albert weinte lauter und warf alles weg, während er nach dem Essenstablett griff. Schließlich hielt Mrs. Harris ihn fest und schob ihm eine Fritte in den Mund. Albert schrie laut und spuckte jeden Bissen der Fritte aus. Er war in einem derartigen Distress-Zustand, dass er sich die nächsten 20 Minuten nicht wieder beruhigen konnte.

Ätiologie

In meiner langjährigen klinischen Praxis habe ich zwölf Zwillingspaare kennengelernt, bei denen mindestens ein Kind unter Infantiler Anorexie litt. Nur bei einem der Zwillingspaare handelte sich um eineiige Zwillinge. Bemerkenswert ist, dass beide eineiigen Zwillinge das Erscheinungsbild der Infantilen Anorexie aufwiesen, während bei den zweieiigen Zwillingen nur in einem Fall beide Kinder die Symptome zeigten, wobei eines alle Kriterien erfüllte und das andere unterschwellige Symptome hatte. Bei den restlichen zehn zweieiigen Zwillingspaaren wies nur eines der beiden Kinder die Symptome der Infantilen Anorexie auf, während das andere ein guter Esser war. Diese Befunde sprechen für eine starke genetische Komponente bei der Entwicklung dieser Fütterstörung.

Außerdem stellt man häufig fest, dass der eine oder andere Elternteil oder ein enger Verwandter des Kindes mit Infantiler Anorexie in der Kindheit ähnliche Fütterprobleme hatte, obwohl nicht in demselben Schweregrad wie das vorgestellte Kind. Der Elternteil, der als Kind ähnliche Schwierigkeiten in dieser Hinsicht hatte, gibt häufig zu, dass er zu essen vergisst, wenn er sehr beschäftigt ist, oder dass ihm belastende Erfahrungen auf den Appetit schlagen. Ergänzend zu den Studienergebnissen über die erhöhte physiologische Erregung bei Kleinkindern mit Infantiler Anorexie stelle ich die These auf, dass die erhöhte physiologische Erregung und die Schwierigkeiten, den Erregungszustand bei kognitiver oder emotionaler Stimulation wieder herunterzuregulieren, Ausdruck einer biologisch bedingten Vulnerabilität bei Säuglingen sind, die Infantile Anorexie entwickeln. Diese These muss allerdings durch weitere Studien überprüft werden.

Die oben beschriebenen Studien offenbarten, dass bestimmte Temperamentsmerkmale des Kindes und bestimmte Vulnerabilitäten des Elternteils mit der Infantilen Anorexie verbunden sind, und dass sowohl Merkmale des Kindes als auch des Elternteils in einem signifikanten Zusammenhang mit der angespannten Eltern-Kind-Beziehung beim Füttern standen. Da es sich in allen Fällen um Querschnitt-Studien handelte, erlauben sie keine sicheren Schlussfolgerungen über die Kausalität dieser Fütterstörung. Doch die Entwicklungsgeschichte dieser Kinder zeigt, dass sie vom frühen Säuglingsalter an wenig Interesse am Füttern zeigen und nur kleine Mengen essen, was den Eltern Sorge bereitet und die Voraussetzungen für die nachfolgenden Eltern-Kind-Konflikte beim Füttern schafft. Deshalb habe ich ein *Transaktionsmodell für Infantile Anorexie* entwickelt. Nach diesem Modell lösen Säuglinge mit schwachem Hungertrieb und Nahrungsverweigerung vor allem bei den Müttern Angst aus, die versuchen, die schlechte Nahrungsaufnahme ihres Babys auszugleichen, indem sie zu »nicht-kontingenten«, unangemessenen Verhaltensweisen greifen. Diese Verhaltensweisen können ein breites Spektrum umfassen, angefangen bei dem Versuch, das Kleinkind beim Füttern durch Spielsachen oder Fernsehen abzulenken, bis hin zu dem Versuch, es zum Essen zu zwingen. Diese elterlichen Verhaltensweisen führen dazu, dass das Kind in der Wahrnehmung seiner eigenen Hungergefühle noch stärker beeinträchtigt wird und dass die Interaktionen zwischen Mutter und Kind, die beide um Kontrolle ringen, immer konflikthafter werden. Diese Kämpfe haben zur Folge, dass das Kind nicht lernt, das Essen innerlich zu regulieren. Das Essen wird vollständig abhängig von den Interaktionen des Kindes mit seinen Bezugspersonen.

Das Transaktionsmodell dient als Grundlage für eine von Chatoor, Hirsch und Persinger (1997) beschriebene Intervention, die die innere Regulation des Essens bei Kleinkindern mit Infantiler Anorexie fördert. Im folgenden Abschnitt wird dieses Behandlungsmodell vorgestellt.

Behandlung

Das Behandlungsziel besteht darin, die innere Regulation des Essens entsprechend der Hunger- und Sättigungsgefühle zu fördern. Die Behandlung basiert auf dem oben beschriebenen Transaktionsmodell für die Infantile Anorexie.

Das Modell umfasst drei Komponenten, bei denen die Behandlung ansetzt:

1. **Man hilft den Eltern, das besondere Temperament des Kleinkindes, sein hohes Erregungsniveau und seine Schwierigkeiten mit der Herunterregulation, seine Probleme mit der Wahrnehmung physiologischer Hunger- und Sättigungsgefühle sowie seine Neugierde und seinen »starken Hunger nach Stimulation und elterlicher Aufmerksamkeit« zu verstehen.**
2. **Man hilft den Eltern, ihre eigene »Ess-Geschichte« zu erforschen, damit sie einen Bezug zu den Problemen des Kindes bei der Wahrnehmung seines Hungers herstellen können. Der Therapeut bespricht mit den Eltern, welche Erfahrungen sie in der Kindheit mit ihren eigenen Eltern gemacht haben, um besser zu verstehen, warum es ihnen möglicherweise schwer fällt, dem Kind Grenzen zu setzen, wenn das Füttern durch seine provokative Verhaltensweisen beeinträchtigt wird.**
3. **Die Eltern erhalten eine Liste mit konkreten Fütterrichtlinien, die sich darauf beziehen, wie sie die Mahlzeiten strukturieren können. Zudem werden sie darin unterwiesen, wie sie eine Auszeit-Methode (Time-Out) nutzen können, um dem Kind dabei zu helfen, sich selbst zu beruhigen, wenn es seinen Willen nicht bekommt.**

Das besondere Temperament des Kindes verstehen

Die Therapeutin verbindet die Beschreibung, die die Eltern vom Kind geben, mit ihren eigenen Beobachtungen und betont bestimmte Verhaltensweisen, die charakteristisch für das Kind sind. So hebt sie etwa die Neugierde des Kindes hervor und weist darauf hin, dass seine Aufmerksamkeit so stark von den Bildern an der Wand oder seinem eigenen Spiegelbild gefesselt war, dass es das Essen vor sich zu vergessen schien.

Vielleicht weist sie auch darauf hin, dass es dem Kind anscheinend wichtiger war, Kontakt zu seiner Mutter herzustellen, indem es sie nach all den verschiedenen Nahrungsmitteln fragte, die es sah, anstatt diese Speisen zu essen.

Die Therapeutin spricht über ihre Beobachtung, dass das Kind Probleme hat, im Hochstuhl zu bleiben, und verbindet sie mit seiner allgemeinen Schwierigkeit, sich beim Essen zu entspannen und zu beruhigen. Dann erklärt sie das Ergebnis unserer Studie: Kleinkinder mit Infantiler Anorexie scheinen ein höheres physiologisches Erregungsniveau zu haben, und es fällt ihnen schwer, ihre Erregung wieder auf ein normales Maß herunterzuregulieren, wenn sie essen oder schlafen müssen. Sie erläutert, dass diese unterschiedlichen physiologischen Erregungsmuster im Zusammenhang damit stehen können, dass es dem Kind schwer fällt, seine Hungergefühle wahrzunehmen, und betont seinen starken Hunger nach Stimulation und nach der Aufmerksamkeit der Eltern. Abschließend fasst sie ihre Ausführungen zusammen, indem sie den Eltern erklärt, dass ihr Kind einen »Riesenhunger auf alles in der Welt zu haben scheint – außer aufs Essen«.

Exploration der elterlichen Verhaltensmuster im Hinblick aufs Essen

Nach diesen Erklärungen erkundigt sich die Therapeutin nach der Schlaf- und Essensregulation der Eltern. Möglicherweise stellt sie fest, dass ein Elternteil ähnliche Regulationsprobleme in Bezug auf Schlafen und Essen hatte. Der Elternteil offenbart vielleicht, dass er zu essen vergisst, wenn er viel zu tun hat, und stundenlang weitermacht, bis ihm bewusst wird, dass er den ganzen Tag noch nichts zu sich genommen hat. Einige Eltern berichten vielleicht, dass sie sich selbst als Personen sehen, die »mit hoher Drehzahl laufen«, dass sie Mahlzeiten ausfallen lassen, weil sie zu beschäftigt sind, und dass sie Schwierigkeiten haben, sich zu entspannen oder einzuschlafen, wenn sie nicht ausgepowert sind. Die Gespräche sollen die Eltern dahin führen, ihr Kind besser zu verstehen und das Verhalten des Kindes aus einem anderen Blickwinkel zu betrachten. Am Ende wird die Therapeutin betonen, dass das Ziel der Behandlung für die Eltern darin besteht, ihrem Kind zu helfen, Hunger und Sättigung zu erkennen und entsprechend zu essen.

Den Hintergrund der Eltern verstehen

Dieser Teil des Interviews fokussiert auf den Aufbau eines starken therapeutischen Bündnisses mit den Eltern. Es soll ihnen bei der Überwindung der Probleme helfen, die sie möglicherweise dabei haben, den Verhaltensweisen ihres Kindes, die das Füttern beeinträchtigen, angemessene Grenzen zu setzen. Der Therapeut will sich ein besseres Bild von den Erfahrungen machen, die die Eltern im eigenen Elternhaus und mit anderen wichtigen Lebensereignissen gemacht haben, und besser verstehen, wie sich diese Erlebnisse möglicherweise auf die Erziehung des eigenen Kindes auswirken. Nachdem der Therapeut die Eltern ermutigt hat, einen Blick auf die eigene Kindheit zu werfen, geht er auf ihre Elternrolle ein und fragt sie, ob bestimmte Aspekte des Elternseins besonders schwierig für sie waren. Die Eltern gestehen vielleicht ein, wie besorgt und hilflos sie sich fühlen, wenn das Kind mit Essen und Essensutensilien um sich wirft oder aus dem Hochstuhl herausklettert. Dieses Gefühl der Hilflosigkeit steht häufig in Zusammenhang mit der Strenge und Härte auf Seiten der eigenen Eltern oder mit der Angst der Eltern, dem Kind zu wenig Zuwendung zu geben, weil sie ihre eigenen Eltern als unzugänglich und lieblos erlebt haben. Häufig möchten sie die Eltern sein, die sie selbst nie hatten, und dieser Wunsch lässt sie tendenziell ins andere Extrem des Verhaltens fallen, das sie mit ihren eigenen Eltern erlebt haben.

Bei Eltern, die im Gegensatz dazu von sicheren Bindungen an ihre eigenen Eltern berichten, verstärkt die Therapeutin diese positiven Erfahrungen und forscht nach anderen Gründen, die die Erziehung dieses Kindes so schwierig machen. Zu weiteren Einflüssen, die häufig belastend für die Eltern sind, gehört die Angst, dass das Kind verhungern könnte, was mit eigenen Verlusterfahrungen, wie zum Beispiel Unfruchtbarkeit, Fehlgeburten oder dem Tod eines nahen Verwandten zusammenhängen kann. Die Therapeutin muss flexibel sein, um zu verstehen, warum die Eltern so besorgt und von Schuldgefühlen überwältigt sind, dass es den erfolgreichen Umgang mit ihrem Kind beeinträchtigt.

Die Fütterrichtlinien

Nachdem dieses Fundament gelegt ist, erhalten die Eltern bestimmte Richtlinien dafür, wie sie die Mahlzeiten strukturieren und ihrem Kind bei der inneren Regulation des Essens helfen können. Die Eltern werden ermutigt, gemeinsam an der Umsetzung der Fütterrichtlinien zu arbeiten, weil das Essverhalten des Kindes leicht dem Beispiel des elterlichen Essverhaltens folgt. Kinder mit Infantiler Anorexie sind im Allgemeinen sehr aufmerksam und spielen ein Elternteil gegen das andere aus, wenn die Eltern sich nicht darüber einig sind, wie sie die Mahlzeiten handhaben wollen.

Bei der Einführung der spezifischen Richtlinien erklärt die Therapeutin die Prinzipien der inneren im Gegensatz zur äußeren Regulation. So weist sie darauf hin, dass das Kind gelernt hat, in Reaktion auf äußere Ereignisse und Erfahrungen mit den Eltern zu essen und stattdessen lernen muss, auf seine inneren Hunger- und Sättigungssignale zu reagieren.

1. **Um stärkere Hungersignale zu erzeugen, werden die Eltern ermutigt, das Kind in regelmäßigen Abständen von 3 bis 4 Stunden zu füttern und ihm zwischendurch keinerlei Zwischenmahlzeiten in Form von Snacks, Milch oder Saft anzubieten. Wenn das Kind Durst hat, sollte man ihm Wasser anbieten.**

Kinder mit Infantiler Anorexie sind unter Umständen zufrieden, wenn sie ein paar Schlucke Saft oder Milch trinken oder eine Kleinigkeit zwischendurch essen, und weigern sich dann bei den Mahlzeiten, noch mehr zu essen. Folglich sind die Einführung von festen Essenszeiten und der Verzicht auf Snacks in den Pausen dazwischen entscheidend, damit das Kind lernt, sich seines Hungers bewusst zu werden. Es ist jedoch häufig sehr schwierig für die Eltern, diese erste Richtlinie umzusetzen, weil die Einführung regelmäßiger Mahlzeiten Veränderungen in der Lebensweise der Familie erfordert und weil es den Eltern aufgrund der ständigen Sorge, dass ihr Kind nicht genug isst, schwer fällt, ihm außerhalb der Mahlzeiten jedes Essen zu verweigern. Deshalb ist es hilfreich, den täglichen Essensplan für die Familie durchzugehen und den Eltern zu sagen, wie sie die Mahlzeiten strukturieren, damit sie sie gemeinsam mit dem Kind einnehmen. Da viele Väter relativ spät nach Hause kommen und häufig nicht am Abendessen teilnehmen, ist es immens wichtig, einen Plan für die Mahlzeiten aufzustellen, der den Vater mit einschließt. Bei vielen Familien sieht dieser Plan folgendermaßen aus: Frühstück um ca. 8:00 Uhr, Mittagessen um 12:00 Uhr, einen Nachmittags-Snack (im Hochstuhl) um 15 oder 15:30 Uhr und Abendessen um 18:30 Uhr. Dieses Muster schafft die Voraussetzungen für ein Abendessen mit der ganzen Familie und unterstützt die wichtige Rolle des Vaters während der Mahlzeiten. Außerdem müssen die Eltern vorgewarnt werden, dass das Kind anfangs möglicherweise bei den Mahlzeiten nicht viel isst, aber dann eine Stunde später nach der Flasche verlangt oder gestillt werden will. Die Eltern brauchen Anleitung dafür, wie sie dem Kind sagen, dass es bis zur nächsten Mahlzeit warten muss, und wie sie es ablenken können. Wenn es dann einen Wutanfall bekommt, sollten die Eltern die Time-Out-Methode anwenden (näher erläutert auf S. 83 ff., 90 f.), damit es sich beruhigen kann. Kinder lernen sehr schnell, wenn sich die Regeln ändern und passen sich dem neuen Plan normalerweise an, solange die Eltern beim Grenzensetzen konsequent sind.

2. **Die Eltern sollten dem Kind sehr kleine Portionen anbieten und ihm ermöglichen, um eine zweite, dritte oder vierte Portion zu bitten. So wird sein Interesse am Essen wachgehalten und verhindert, dass es sich von der großen Essensmenge, die es vor sich hat, gelangweilt oder überfordert fühlt.**

Kinder mit Infantiler Anorexie haben nicht nur Schwierigkeiten, ihre Hungergefühle zu erkennen, sondern auch die Tendenz, mit dem Essen aufzuhören, sobald sie ein paar Bissen zu sich genommen haben und der größte Hunger gestillt ist. Wenn die Eltern ihm nur kleine Mengen anbieten, bleiben sie im Kontakt mit dem Kind, ohne aufdringlich zu sein, und das Kind wird dazu ermutigt, solange zu essen, bis es satt ist und nicht »bis der Teller leer ist«.

3. **Die Eltern werden ermutigt, das Kind so lange im Hochstuhl zu lassen, bis »Mamas oder Papas Bauch voll ist«.**

Kinder mit Infantiler Anorexie lernen nur dann, so lange zu essen, bis sie satt sind, wenn sie lernen, so lange am Tisch sitzen zu bleiben, bis ein Völlegefühl einsetzt.

Eltern dürfen und sollten nicht versuchen, das Kind dazu zu bringen, die Essensmenge zu sich zu nehmen, die *sie* für angemessen halten, weil das Kind lernen muss, seine inneren Sättigungssignale zu erkennen. Sie können und sollten jedoch dafür sorgen, dass das Kind am Tisch sitzen bleibt, bis alle mit dem Essen fertig sind. Die meisten Kleinkinder mit Infantiler Anorexie sitzen nicht gern im Hochstuhl und protestieren häufig, wenn sie hineingesetzt werden, oder versuchen, so schnell wie möglich herauszuklettern. Wenn sie etwas älter werden und auf einem normalen Stuhl platziert werden, stehen sie nach ein paar Minuten wieder auf und fangen an, im Zimmer herumzulaufen. Ältere Kinder, die ein paar Tischmanieren gelernt haben, bitten, vom Tisch aufstehen zu dürfen, weil »das Essen langweilig ist« und sie interessantere Dinge zu tun haben.

Kleinkindern, die sich dagegen wehren, in den Hochstuhl gesetzt zu werden, kann man ein Spielzeug geben, mit dem sie vor dem Essen ein paar Minuten spielen dürfen, aber das Spielzeug sollte weggeräumt werden, wenn das Essen aufs Tablett kommt. Kinder unter 18 Monaten sollten im Hochstuhl festgeschnallt werden; wenn sie trotzdem versuchen, herauszuklettern, sollte man ihnen mit Nachdruck sagen: »Du musst im Stuhl bleiben.« Wenn das nicht ausreicht, sollte das Kind eine Auszeit erhalten, indem der Elternteil sich entweder 30 Sekunden abwendet oder den Hochstuhl so umdreht, dass das Kind in eine andere Richtung sieht. Ab dem Alter von 18 Monaten verstehen die meisten Kinder, die nicht sitzen bleiben wollen, wenn sie sich schlecht benehmen, so dass sie die spezielle, auf Seite 83 ff. und 90 f. beschriebene Auszeit erhalten können. Älteren Kindern im Vorschul- und Schulalter kann man durch positive Verstärkung und, wenn nötig, ebenfalls durch Anwendung der Time-Out-Methode beibringen, am Tisch sitzenzubleiben. Die Kinder bekommen einen Sticker, wenn sie sitzen bleiben und eine kleine Belohnung in Form eines Spielzeugs, wenn sie 10 Sticker gesammelt haben. Wenn sie 50 Sticker zusammen haben, erhalten sie eine große Belohnung, wie einen Besuch im Zoo oder Freizeitpark oder die Erlaubnis, dass ein Freund/eine Freundin übernachtet. Bis dahin haben sie sich daran gewöhnt, am Tisch zu sitzen, und haben akzeptiert, dass es von ihnen erwartet wird.

4. Mahlzeiten sollten nicht länger als 20 bis 30 Minuten dauern.

Die meisten Kleinkinder können angemessene Essensmengen in etwa 20 Minuten zu sich nehmen. Einige Kinder mit Infantiler Anorexie sind allerdings langsame Esser und brauchen unter Umständen 30 Minuten, bis sie sich satt gegessen haben. Die Eltern sollten versuchen, ihr eigenes Essverhalten der Geschwindigkeit des Kindes anzupassen. Es besteht jedoch keine Notwendigkeit, die Mahlzeit mehr als eine halbe Stunde in die Länge zu ziehen, was manchmal geschieht, wenn Eltern hoffen, dass ihr Kind noch einen weiteren Bissen zu sich nimmt. Kinder lernen, ihre Essgeschwindigkeit zu steigern, wenn sie hungrig genug sind. Doch wenn die Mahlzeiten zu lange dauern, entwickelt das Kind bis zur nächsten Mahlzeit keinen Hunger. Kleine Kinder haben noch keinen Zeitbegriff. Deshalb sollten Eltern das Timing ihrer eigenen Mahlzeiten so gestalten, dass sie 20 bis 30 Minuten dauern. Kinder mit Infantiler Anorexie wollen aus dem Hochstuhl heraus, sobald sie ein paar Happen gegessen haben. Wenn sie jedoch einmal gelernt und akzeptiert haben, dass sie am Tisch sitzen bleiben müssen, bis alle »den Bauch voll haben«, neigen sie dazu, noch einmal mit dem Essen anzufangen, und lernen, so lange zu essen, bis sie satt sind. Wichtig ist auch, dass die Eltern eine Formulierung wie »voller Bauch« im Gegensatz zu »fertig sein« verwenden, weil das Reden über das Völlegefühl die Aufmerksamkeit des Kindes auf das Gefühl in seinem Bauch richtet. »Fertig sein« kann das Kind hingegen aus allen möglichen Gründen, zum Beispiel weil es das Essen nicht mag oder Interessanteres zu tun hat.

5. Die Eltern sollten das Kind nicht dafür loben oder kritisieren, wie viel oder wie wenig es isst.

Damit das Kind lernt, entsprechend seinem Hunger- und Sättigungsgefühl zu essen, sollte seine Nahrungsaufnahme keine Leistungsvorführung zum Gefallen oder Missfallen seiner Eltern sein. Doch um das Interesse des Kindes am Essen wachzuhalten, sollten die Eltern das eigenständige Essen des Kindes fördern, indem sie einen zweiten Löffel oder Fingerfood anbieten und das Kind loben, wenn es selbst isst, indem sie etwas sagen wie: »Du hast deinen Löffel benutzt! Super!«

6. Während des Fütterns sollte das Kind nicht durch Spielsachen oder Fernsehen abgelenkt werden.

Wenn Kinder abgelenkt sind, achten sie nicht auf ihre inneren Hunger- oder Sättigungssignale. Vom Fernsehen fasziniert, neigen Kinder mit gesundem Appetit dazu, zu viel zu essen, während Kinder, die einen schwachen Hungertrieb haben, das Essen vergessen. Bei kleinen Kindern greifen Eltern häufig zu Ablenkungen, weil die Kinder so fasziniert davon sind, dass sie nicht bemerken, wenn die Eltern ihnen Essen in den Mund schieben. So werden die Ablenkungen zu einem verlässlichen Mittel, das die Eltern einsetzen, um das Kind zu füttern. Die Eltern müssen erkennen, dass dies die innere Regulation des Kindes beeinträchtigt, und sie brauchen Unterstützung, damit sie nicht mehr versuchen, das Kind abzulenken.

7. Essen sollte nicht als Belohnung oder als Ausdruck elterlicher Zuneigung benutzt werden.

Wie Leann Birch (1999) in ihrer Arbeit gezeigt hat, können Kinder im Vorschulalter darauf trainiert werden, starke Vorlieben für süße Desserts zu entwickeln, wenn sie die gesunden Nahrungsmittel vor dem Nachtisch erhalten. Wird der Nachtisch hingegen gemeinsam mit dem regulären Essen angeboten, ist den Kindern das Dessert nicht wichtiger als das normale Essen. Unsere Gesellschaft hat einige Sitten und Bräuche entwickelt, die Kinder darauf trainieren, Süßigkeiten – wie Bonbons, Kekse, Kuchen und Eis – nicht als Essen, sondern als Belohnung und als Symbol der Liebe und Zuneigung ihrer Eltern und Freunde aufzufassen. Sie entwickeln starke Präferenzen für diese Nahrungsmittel, nicht nur wegen des süßen Geschmacks, sondern auch wegen der zusätzlich Süße ihrer symbolischen Bedeutung. Die Verbindungen zwischen diesen süßen Nahrungsmitteln und Zuneigung sind sehr wirkungsvoll, und wenn Kinder älter werden und sich nach Zuneigung sehnen, werden sie zum Ersatz für die Liebe und Zuwendung, die sie vermissen. Ein junges Mädchen mit Bulimia Nervosa erklärte ihren Heißhunger auf Eiscreme folgendermaßen: »Als ich jung war, war die ganze Liebe, die ich von meinen Eltern erhielt, mit speziellen Nahrungsmitteln verbunden. Mein Vater ging mit mir in die Eisdiele, um mich zu belohnen. Meine Mutter belohnte mich, indem sie etwas Besonderes für mich kochte, wenn ich in der Schule gut abgeschnitten hatte. Doch heute haben meine Eltern kaum noch Zeit für mich, nur das Essen ist immer da.«

8. Das Herumwerfen von Essen oder Geschirr sollte man unterbinden, und ältere Kinder sollten nicht mit Nahrung spielen, sondern sie essen.

Im Alter von ca. 9 Monaten fangen Säuglinge allmählich an zu verstehen, was geschieht, wenn Objekte oder Menschen aus ihrem Blickfeld verschwinden. Sie erleben einen Zustand von Distress, wenn ihre primären Bezugspersonen verschwinden, und neigen in diesem Alter häufig zum intensiven Fremdeln. Durch Spiele wie »Guckguck-Da« oder Verstecken helfen wir ihnen zu lernen, dass Menschen oder Objekte nicht für immer weg sind, wenn man sie nicht sieht. Dies ist auch das Alter, in dem Säuglinge gern Essen vom Tablett ihres Hochstuhls fallen lassen und interessiert verfolgen, wo es landet. Dieses Verhalten muss man davon unterscheiden, dass das Baby oder Kleinkind mit Nahrung und Essgeschirr wirft, weil es nicht essen will. Wie an früherer Stelle erwähnt, scheinen Säuglinge und Kleinkinder mit Infantiler Anorexie keine starken Hungergefühle zu erleben und sind leicht gelangweilt, wenn sie im Hochstuhl sitzen. Anstatt zu essen, spielen sie mit der Nahrung und dem Essgeschirr und werfen, wenn sie frustriert sind, alles weg, was sie vor sich haben. Folglich ist es hilfreich, das Kind in den Fütterprozess miteinzubeziehen, indem man ihm einen zweiten Löffel anbietet und es ermutigt, selber zu essen. Wichtig ist auch, dem Kind immer nur eine kleine Menge anzubieten, damit die Füttererfahrung interessant bleibt. Wenn das Kind sich jedoch trotz dieser Anpassungen schlecht beträgt und mit Nahrung und Essgeschirr um sich schmeißt, sollte es, wie auf Seite 83 ff. und 90 f. beschrieben, eine Auszeit erhalten.

9. Ältere Kleinkinder und Kinder im Vorschul- und Schulalter sollten ans Essen erinnert werden (refokussiert), wenn sie sich während der Mahlzeit auf ablenkende Unterhaltungen einlassen.

Ältere Kleinkinder und Kinder im Vorschul- und Schulalter mit Infantiler Anorexie haben häufig Spaß daran, sich bei den Mahlzeiten zu unterhalten, und vergessen dann zu essen. Das kann eine echte Herausforderung für die Eltern sein, denn wenn sie nicht darauf eingehen, dass die Kinder um Aufmerksamkeit bitten, schaffen sich einige dieser Kinder ihre eigenen Ablenkungen. Die Mutter einer Dreijährigen hatte den Rat erhalten, sich nicht auf solche anregenden Gespräche während des Essens einzulassen und stattdessen relativ still mit ihrer Tochter zusammenzusitzen. Als sie ihrer Tochter eine Banane reichte, nahm das Mädchen das Obst entgegen und verwandelte es in ihre Freundin. Während sie die Banane vor sich auf und ab wandern ließ, erklärte sie: »Mami redet heut nicht mit mir; dann rede ich mit dir, du bist jetzt meine Freundin.«

Eine sehr gesprächige und blitzgescheite Siebenjährige mit Infantiler Anorexie, die gefragt wurde, warum sie nichts essen wollte, als sie mit ihren Eltern und Freunden der Familie im Restaurant gewesen war, antwortete der Therapeutin: »Mein Mund hat mehr Lust zum Reden.« Die Eltern bewegen sich auf einem schmalen Grat – sie müssen einerseits den Kontakt zum Kind halten, dürfen es aber andererseits nicht zu stark stimulieren und müssen ihm mitunter helfen, sich wieder aufs Essen zu konzentrieren, indem sie etwas sagen wie: »Jetzt müssen wir essen. Später können wir dann reden.« Die meisten dieser Kinder sehnen sich nach elterlicher Aufmerksamkeit. Deshalb empfiehlt es sich, eine feste tägliche »Spiel- oder Gesprächszeit« von 15 bis 30 Minuten Dauer einzuführen, in der ein Elternteil sich mit dem Kind beschäftigt, um ihm zu helfen, Mahlzeiten von Spiel- und Redezeiten zu trennen.

Die Time-Out-Methode

Damit die Eltern erfolgreich mit den Verhaltensweisen des Kleinkindes umgehen und angemessene Grenzen setzen können, werden sie ermutigt, das Time-Out-Verfahren anzuwenden. Das hilft dem Kleinkind, sich selbst zu beruhigen, wenn es aufgeregt ist, weil es seinen Willen nicht durchsetzen kann. Diesen Kleinkindern fällt es häufig sehr schwer, sich selbst zu beruhigen, aber es ist gerade für sie sehr wichtig zu lernen, ihre heftigen Gefühle zu regulieren. Kleinkinder mit Infantiler Anorexie haben tendenziell einen starken Willen und geraten in ernsthafte Distress-Zustände, wenn sie ihren Willen nicht bekommen. Sie werden sehr abhängig davon, dass die Eltern ihnen helfen, sich besser zu fühlen, weil sie nicht wissen, wie sie sich selbst beruhigen können. Viele Mütter sind so besorgt über das schlechte Essverhalten ihres Kindes, dass sie alles tun, um ihm zu helfen; deshalb geben sie dem Kind häufig nach. Das endet oft damit, dass das Kind das Kommando übernimmt. Eine Mutter drückte es treffend aus: »Ich brauche Hilfe. Ich habe zuhause eine zweijährige Führungskraft.«

Die Time-Out-Methode wurde entwickelt, damit Eltern lernen, die Kontrolle zurückzuerlangen, angemessene Grenzen zu setzen und ihrem Kind Hilfestellung dabei zu geben, dass es lernt, besser mit Frustrationen umzugehen, sich selbst zu beruhigen und innere Kontrolle zu entwickeln. Kinder gewinnen mehr Selbstvertrauen und Unabhängigkeit, wenn sie einmal gelernt haben, sich selbst zu beruhigen.

Nachdem die Therapeutin die Fütterrichtlinien mit den Eltern durchgegangen ist, muss sie das Time-Out-Verfahren ausführlich erklären. Ohne angemessenes Grenzensetzen lernen diese Kleinkinder nicht, ihr Essverhalten entsprechend Hunger und Sättigung zu regulieren, weil ihnen ihre Gefühle dabei in die Quere kommen. Es ist sehr wichtig, dass beide Elternteile an dieser Behandlungssitzung teilnehmen, weil Kinder mit Infantiler Anorexie außergewöhnlich einfühlsam sind und schnell erkennen, wenn ein Elternteil nicht mit im Boot sitzt.

Das Time-out-Verfahren hat mehrere Schlüsselelemente, die erläutert werden müssen:

Die Eltern sollten nur ***eine einzige*** *Verwarnung geben.* Eltern haben unterschiedliche Schwellen, bevor sie auf ihr Kind reagieren, wenn es sich schlecht benimmt. Manche Eltern geben drei Verwarnungen, andere fünf, bis ihre Geduld erschöpft ist und sie wütend und frustriert reagieren, weil das Kind nicht auf sie hört. Kinder lernen durch Beobachtung der Mimik und des Tonfalls der Eltern, ob der Elternteil bei der letzten Verwarnung angekommen ist oder noch einige Runden absolviert, bevor er handelt. Weil Eltern dazu neigen, sich an ein festes Muster von Verwarnungen – ob mit drei oder mit fünf Anläufen – zu halten, fügen sich die Kinder erst, wenn der Elternteil seine gewohnheitsmäßig letzte Verwarnung erreicht hat. Inzwischen ist der Elternteil wütend und verärgert, weil das Kind seine Geduld aufs Äußerste strapaziert hat. Das Kind hat den Erwachsenen erfolgreich darauf trainiert, diese Zyklen der Verwarnungen bei jedem Konflikt zu durchlaufen. Dieses Muster ist äußerst destruktiv für die Eltern-Kind-Beziehung. Folglich sollten die Eltern ermutigt werden, sich selbst beizubringen, eine einmalige nachdrückliche Verwarnung auszusprechen und dann zu handeln, indem sie dem Kind eine Auszeit geben.

Das Kind sollte für diese Auszeit an einem sicheren Ort untergebracht werden, wo es allein ist und die Eltern nicht sieht (zum Beispiel in seinem Bettchen, im Laufstall, einem Zimmer mit Türgitter oder – bei älteren Kindern im Vorschul- oder Schulalter – im Kinderzimmer). Die meisten Kinder mit Infantiler Anorexie sind eigensinnig und geraten in heftigen Distress, wenn sie das erste Mal eine Auszeit nehmen. Sie werden nicht in der Ecke oder einem offenen Bereich stehen bleiben, sondern mit den Eltern streiten, weil sie wieder herauskommen wollen. Bei Kleinkindern ist das Bettchen oder der Laufstall eine gute Lösung, weil das Kind sicher aufgehoben ist und der Hauptzweck der Auszeit darin besteht, dass das Kind lernt, sich selbst zu beruhigen und zu beherrschen. Eltern äußern oft die Sorge, dass das Kind negative Assoziationen entwickelt, wenn es die Auszeit an diesen Orten verbringt, und sie fürchten, dass es den Schlaf des Kindes beeinträchtigen könnte. Das Time-Out-Verfahren ist jedoch keine Strafe, und ein Kind erkennt den Unterschied, ob es ins Bettchen gelegt wird, weil es sich beruhigen soll, oder weil es bestraft werden soll. Kinder im Vorschul- und Schulalter können die Auszeit in ihrem Zimmer nehmen, solange sie dort sicher sind. Für den Fall, dass sie nicht im Zimmer bleiben, sollte die Tür von außen verschließbar sein. Man kann dem Kind die Wahl lassen und ihm sagen, dass man die Tür nicht abschließt, wenn es im Zimmer bleibt. Die meisten Kinder entscheiden sich schnell dafür, den Raum nicht zu verlassen, wenn sie erkennen, dass sie andernfalls eingesperrt werden. Bleibt die Tür unverschlossen, laufen sie aus dem Zimmer heraus und wieder herein und kommen nicht zur Ruhe. Müssen die Eltern die Tür zuhalten, damit das Kind im Zimmer bleibt, kommt es zu einer Auseinandersetzung, und das Kind beruhigt sich nicht. Lernt es aber, dass die Tür verschlossen ist, versucht es nicht mehr herauszukommen. Einige Eltern berichten, dass die Kinder – haben sie einmal gelernt sich in ihrem Zimmer zu beruhigen – aus eigenem Antrieb eine Auszeit nehmen und auf ihr Zimmer gehen, um sich selbst zu beruhigen, sobald sie das Gefühl haben, die Kontrolle zu verlieren.

Die Auszeit beginnt erst, nachdem das Kind sich beruhigt hat. Anfangs, wenn Kinder für eine Auszeit in ihr Bettchen oder Zimmer gebracht werden, neigen sie dazu, sehr gestresst zu sein und laut zu weinen in der Hoffnung, dass die Eltern kommen und sie erlösen werden. Das erste Mal kann der Distress des Kindes zwischen 10 bis 30 Minuten dauern und einige Kinder bleiben stundenlang aufgeregt, bevor sie sich beruhigen. Nachdem das Kind die Auszeit von den Eltern erhalten hat, ist es sehr wichtig, dass sie nicht nachgeben und das Kind erst wieder zurückholen, wenn es zur Ruhe gekommen ist. Andernfalls lernt das Kind, dass die Eltern kommen, um es zu befreien, wenn es laut genug schreit, und schreit beim nächsten Mal nur noch lauter.

Wenn das Kind einige Minuten lang still ist, sollten die Eltern zu ihm gehen und sagen: »Ich weiß, das war sehr schwer, aber du hast dich selbst beruhigt, und ich bin sehr stolz, dass du das kannst.« Dann sollten sie etwas hinzufügen wie: »Nun, ich möchte, dass du ruhig bleibst und darüber nachdenkst, was du falsch gemacht hast. Ich stelle den Wecker, und wenn er klingelt, komme ich wieder und hole dich zurück.« Nur wenn das Kind ruhig ist, kann es darüber nachdenken, was es falsch gemacht hat. Die Eltern markieren den Beginn der Auszeit, indem sie den Wecker für einige Minuten stellen und dann das Kind allein lassen. Einige Kinder sind dann immer noch wütend, weil sie eine Auszeit nehmen müssen, und fangen wieder an zu weinen. In diesem Fall sollten die Eltern zurückkommen, den Wecker abstellen und dem Kind sagen, dass die Zeit erst zu laufen beginnt, wenn es sich beruhigt hat. Ist das Kind dann wieder ruhig, gehen die Eltern zurück und sagen: »Ich bin froh, dass du dich selbst beruhigt hast, und stelle jetzt wieder den Wecker.« Wenn der Wecker klingelt, kehren die Eltern zurück, loben das Kind, weil es ruhig geblieben ist und beenden die Auszeit, indem sie es zurück zum »Schauplatz des Geschehens« bringen.

Das Kind wird an den Tisch zurückgebracht, um sein Verhalten zu korrigieren. Es ist sehr wichtig, dass das Kind zurückkommt und sein Verhalten korrigiert, andernfalls hat es durch die Auszeit nichts gelernt. Viele Kinder mit Infantiler Anorexie erhalten ihre erste Auszeit, weil sie aus dem Hochstuhl herausklettern; sie müssen ihren Platz dort wieder einnehmen und sitzen bleiben, bis »Mamas und Papas Bauch voll ist«. Die Eltern werden ermutigt, noch ein paar Minuten länger zu essen; das Kind kann ebenfalls ein bisschen essen oder einfach sitzen bleiben und den Eltern beim Essen zuschauen. Das ist in Ordnung, weil der Zweck der Auszeit darin bestand, dem Kind beizubringen, dass es im Hochstuhl sitzen bleiben soll, bis die Eltern ihm sagen, dass es aufstehen kann.

Es gibt allerdings einige willensstarke Kinder, die zurückkommen und genau dasselbe unakzeptable Verhalten an den Tag legen, das ihnen die Auszeit eingebracht hat. Bei diesen Kindern müssen die Eltern die Auszeit wiederholen, bis sie gelernt haben, sich so zu verhalten, wie es von ihnen erwartet wird. Die meisten Kinder begreifen, um was es geht, und korrigieren ihr Verhalten nach der ersten Auszeit. Einige Kinder erkennen jedoch erst nach wiederholten Auszeiten, dass sie diesen Kampf nicht gewinnen werden. Nachdem die Eltern mit der Auszeit begonnen haben, müssen sie sich konsequent daran halten, bis das Kind sich fügt. Das Kind darf diese Schlacht nicht gewinnen. Andernfalls behält es die Kontrolle über seine Eltern.

Die erste Auszeit kann sehr schwierig für Kind und Eltern sein, und es kann einige Stunden dauern, bis das Kind gelernt hat, sich selbst zu beruhigen und die Fassung wiederzugewinnen. Da die erste Auszeit meist sehr zeitaufwändig und belastend für die Eltern ist, ist es wichtig, dass sie diese für einen Tag am Wochenende planen, an dem beide zuhause sind, keine Termine haben und die Aufgabe gemeinsam in Angriff nehmen können. Wichtig ist auch, dass sie dem Kind die verschiedenen Schritte des Time-Out-Verfahrens erklären, bevor sie es erstmals anwenden, damit das Kind weiß, was es zu erwarten hat.

Die folgenden Arbeitsblätter zeigen die Fütterrichtlinien und das Verfahren beim Time-Out. Damit können Eltern Schritt für Schritt befolgen, was sie vom Therapeuten darüber lernen, wie sie mit ihrem Kind arbeiten sollten. Außerdem können sie die Arbeitsblätter mit nach Hause nehmen, um ihre Erinnerung aufzufrischen. Die Richtlinien sollten den Eltern allerdings nicht ohne Erklärungen ausgehändigt werden. Die Eltern müssen das Prinzip hinter den verschiedenen Instruktionen verstehen, welche die Therapeutin an die speziellen Bedürfnisse der einzelnen Familie anpasst.

Für die Durchführung dieser Therapieschritte sollte man zwei bis drei Doppelstunden ansetzen: Die Therapeutin geht auf das Temperament des Kindes ein, hilft den Eltern, ihre Probleme beim Grenzsetzen zu erkennen, gibt konkrete Richtlinien für die Strukturierung der Mahlzeiten, um die innere Regulation des Essens beim Kind zu fördern; sie erklärt die Time-Out-Methode, durch die die Eltern den Verhaltensweisen des Kindes Grenzen setzen können, wenn sein Betragen das Essen beeinträchtigt. Ein zweistündiges Treffen mit den Eltern ermöglicht intensive Gespräche und fördert das therapeutische Bündnis. Nach dem Erhalt der Fütterrichtlinien haben die Eltern für gewöhnlich den Wunsch, sie ein bis zwei Wochen bei ihrem Kind auszuprobieren und diese Erfahrungen dann mit der Therapeutin zu besprechen und zu erörtern, was hilfreich scheint und wo sie auf Probleme gestoßen sind. Einige Eltern beobachten innerhalb weniger Wochen tiefgreifende Verhaltensänderungen und eine verbesserte Nahrungsaufnahme des Kindes. Andere Kinder machen langsamere Fortschritte und brauchen Monate, bevor sie sich ihrer Hungerempfindungen stärker bewusst werden und lernen, so

Fütterrichtlinien

Wie Sie Ihrem Kind beibringen, sein Essverhalten entsprechend Hunger und Sättigung zu regulieren

- Helfen Sie Ihrem Kind, sich hungrig zu fühlen: Füttern Sie es zu festen Zeiten und halten Sie zwischen den Mahlzeiten und Snacks Pausen von 3 bis 4 Stunden ein.
  - Erlauben Sie Ihrem Kind außerhalb der regulären Mahlzeiten und Zwischenmahlzeiten weder einen Snack noch Saft oder Milch. Wenn es Durst hat, bieten Sie ihm lediglich Wasser an.
- Bieten Sie kleine Portionen an und ermöglichen Sie Ihrem Kind, nach einem zweiten, dritten und vierten Nachschlag zu verlangen. Das hilft Ihrem Kind, das Interesse am Essen zu bewahren und verhindert, dass es sich langweilt oder von großen Essensmengen überwältigt fühlt.
  - Das Wichtigste daran ist, dass diese Maßnahme Ihrem Kind helfen wird zu lernen, so lange zu essen, bis es satt ist.
- Bringen Sie Ihrem Kind bei, am Tisch sitzen zu bleiben, bis »Mamas und Papas Bauch voll ist«.
  - Kinder lernen erst, so lange zu essen, bis sie satt sind, wenn sie lernen, lange genug am Tisch sitzen zu bleiben, um sich satt zu essen.
- Bieten Sie nicht mehr als drei verschiedene Nahrungsmittel pro Mahlzeit an und bleiben Sie gemeinsam mit dem Kind am Tisch sitzen.
  - Die Mahlzeiten sollten nicht länger als 20 bis 30 Minuten dauern, auch wenn Ihr Kind sehr wenig oder gar nichts gegessen hat. Ihr Kind wird lernen, die minimale Nahrungsaufnahme bei der nächsten Mahlzeit auszugleichen.
- Loben Sie Ihr Kind für seine Fähigkeit, selber zu essen, aber bleiben Sie neutral, was die Menge betrifft.
  - Loben oder kritisieren Sie Ihr Kind nicht dafür, wie viel oder wie wenig es isst.
  - Das Essverhalten Ihres Kindes ist kein Leistungstest, sondern sollte innerlich von den physiologischen Bedürfnissen Ihres Kindes reguliert werden.

- Gestatten Sie während der Mahlzeiten keine Ablenkungen (z. B. Spielsachen, Bücher oder Fernsehen).
  - Wenn Kinder abgelenkt sind, achten sie nicht auf ihre inneren Hunger- und Sättigungssignale.
- Benutzen Sie Essen nicht als Geschenk, als Belohnung, zum Trost oder als Ausdruck Ihrer Zuneigung.
  - Legen Sie kein besonderes Gewicht auf Süßigkeiten; fragen Sie Ihr Kind, ob es den Nachtisch oder die anderen Speisen zuerst essen möchte.
- Gestatten Sie nicht, dass Ihr Kind während der Mahlzeiten mit dem Essen spielt oder zu viel redet anstatt zu essen. Sorgen Sie für eine spezielle Spielzeit oder Redezeit außerhalb der Mahlzeiten.
- Wenn Ihr Kind von seinem Stuhl aufsteht, mit Essen oder Geschirr um sich wirft oder sich schlecht beträgt, erteilen Sie ihm EINE Verwarnung. Wenn es dann nicht hören will, wenden Sie die Time-Out-Methode an.

Die Time-Out-Methode

Wie man kleinen Kindern hilft, Grenzen einzuhalten, sich selbst zu beruhigen und die Fassung wiederzugewinnen

- Erteilen Sie Ihrem Kind nur EINE Verwarnung, wenn es sich schlecht benimmt!
- Wenn Ihr Kind nicht hören will, bringen Sie es für eine Auszeit in sein Bettchen, seinen Laufstall, einen abgesperrten Bereich oder in sein Zimmer, wo es allein und sicher ist und die Eltern nicht sehen kann.
- Weint Ihr Kind, warten Sie ab, bis es sich beruhigt hat. Lassen Sie sich auf keine Interaktion mit dem Kind ein, solange es weint oder mit Ihnen spricht. Die Auszeit beginnt erst, wenn das Kind sich beruhigt hat.
- Nachdem das Kind zur Ruhe gekommen ist, gehen Sie zu ihm und sagen, dass Sie wissen, wie schwierig es war, sich selbst zu beruhigen, dass Sie stolz sind, weil es ihm gelungen ist, und dass Sie möchten, dass es ruhig bleibt und darüber nachdenkt, was es falsch gemacht hat.
- Stellen Sie dann den Wecker (etwa eine Minute für jedes Lebensjahr des Kindes). Fordern Sie Ihr Kind auf, ruhig zu bleiben, und sagen Sie ihm, dass Sie zurückkommen, wenn der Wecker klingelt.
- Nachdem der Wecker geklingelt hat, loben Sie Ihr Kind erneut, weil es sich beruhigt hat. Bringen Sie es zurück an den »Schauplatz des Geschehens«.
- Fordern Sie Ihr Kind auf, sein Verhalten zu korrigieren (z. B. »Zeig Mama mal, dass du brav auf deinem Stuhl sitzen kannst, während wir essen«).
- Wenn Ihr Kind immer noch wütend ist und sich erneut schlecht benimmt, wiederholen Sie die Time-Out-Methode, bis Ihr Kind sich fügt.

Wichtig

- Beenden Sie die Auszeit nicht, wenn das Kind weint.
- Brechen Sie die Auszeit nicht ab, bevor Ihr Kind sein Verhalten geändert hat.
- Tragen Sie Ihre Kämpfe mit dem Kind aus, aber sorgen Sie dafür, dass Sie gewinnen!
- Erklären Sie Ihrem Kind die Time-Out-Methode und den Sinn der Auszeiten in einem ruhigen Moment, bevor Sie sie das erste Mal anwenden.

lange zu essen, bis sie satt sind. Wenn die Kinder mehr essen, nehmen sie schneller zu und holen dann nach einem oder zwei Monaten im Größenwachstum auf. Wenn Kinder mit Infantiler Anorexie allerdings größere Aufregungen erleben, zum Beispiel eine Geburtstagsfeier, Besuch von Gästen oder Reisen, neigen sie dazu, den Appetit zu verlieren und wieder in den Zustand zurückzufallen, sehr wenig zu essen. Ist die Aufregung dann vorüber, beruhigen sie sich meistens wieder und gewinnen ihren normalen Appetit zurück. Sich dessen bewusst zu sein ist sehr wichtig für die Eltern, damit sie nicht in Panik geraten und denken, dass das Kind wieder den Punkt erreicht hat, an dem es vor der Behandlung stand. Im Allgemeinen lassen sich die Konflikte ums Essen zwischen Eltern und Kind durch dieses Verfahren entschärfen; die Eltern sind häufig ungeheuer erleichtert und können die Beziehung zu ihrem Kind intensiver genießen.

Der folgende Fall illustriert die Entwicklung der Symptome, die Einschätzung durch unser multidisziplinäres Fütterstörungsteam und die Behandlung, die darauf ausgerichtet ist, die innere Regulation des Essens bei einem Kleinkind mit Infantiler Anorexie zu fördern.

Beispiel:

John war ein 20 Monate altes weißes Baby, das erste Kind hochgebildeter Eltern, die vor der Geburt beide berufstätig gewesen waren. Johns Mutter, Mrs. Hardman, blieb nach der Geburt zu Hause. John wurde von seinem Kinderarzt für eine Evaluation an das multidisziplinäre Fütterstörungsteam überwiesen, weil er die Nahrungsaufnahme verweigerte und kaum zunahm. John war noch nie ein guter Esser gewesen, aber sein Appetit hatte sich in den letzten Monaten, seit er Laufen gelernt hatte, noch weiter verschlechtert. Oft wollte er nicht im Hochstuhl sitzen oder versuchte, wieder herauszuklettern, nachdem er ein paar Bissen zu sich genommen hatte. Seine Eltern berichteten, dass er nie um Essen bat, und dass es schwierig war, zu erkennen, wann er Hunger hatte. Er aß eine relativ große Auswahl an Nahrungsmitteln, auch wenn seine Präferenzen sich von Tag zu Tag änderten. Seine Eltern boten ihm mehrmals am Tag etwas zu essen an und ließen ihn, wann immer er wollte, Milch aus einer Lerntasse trinken. Aber im Allgemeinen nahm er nur sehr geringe Mengen zu sich und weigerte sich dann, noch mehr zu essen oder zu trinken.

John kam reif ausgetragen zur Welt und wog bei der Geburt 9 Pfund. Das Füttern erwies sich von Anfang an als problematisch. Er schlief beim

Füttern schnell ein und musste geweckt werden, damit er trank. Betrat jemand den Raum, wenn John wach war, hörte er auf zu saugen und schaute sich um. Er weinte selten vor Hunger, deshalb wurde er nach einem festen Plan gefüttert und in regelmäßigen Abständen gestillt. Im Alter von 6 Monaten bot man ihm Cerealien und dann Babynahrung an, die er gut annahm, wenn auch nur in kleinen Mengen. Mit 8 Monaten erhielt er Fingerfood, was er zu genießen schien, aber ebenfalls nur in kleinen Mengen. Im Alter von 12 Monaten ging er zu einer Vielzahl von Speisen der normalen Familienkost über, die er sehr gern aß. In diesem Alter machte er seine ersten Schritte und wurde immer geschäftiger, »interessierte sich für alles«. Er fing an, sich zu widersetzen, wenn er in den Hochstuhl sollte, und seine Eltern mussten ihn mit Spielsachen locken, die sie auf dem Tablett des Stuhls platzierten. Bei weiteren Ablenkungen nahm er einige Bissen zu sich, wurde dann aber ruhelos und versuchte, aus dem Hochstuhl herauszuklettern. Wenn Mr. und Mrs. Hardman ihn einmal herausgelassen hatten, lief er im Zimmer umher, und sie folgen ihm mit dem Löffel, um ihm etwas mehr Nahrung einzuverleiben. Mit 14 Monaten wurde er abgestillt. Anfangs weigerte er sich, Milch aus der Lerntasse zu trinken, doch als die Milch mit Wasser vermischt wurde, akzeptierte er sie nach einiger Zeit problemlos.

Seine Krankengeschichte und die ärztliche Untersuchung ergaben keine Auffälligkeiten. Die Diagnostik seines Ernährungszustandes ergab, dass seine Größe auf der 5. Perzentile und sein Gewicht unter der 5. Perzentile für sein Alter lag. In Bezug auf Gewicht/Höhe lag das Wachstum unter der 5. Perzentile, was als 80 Prozent des Idealgewichts errechnet wurde. Sein Kopfumfang lag hingegen bei der 20. Perzentile. Bei der Untersuchung seiner Wachstumskurve wurde deutlich, dass es bei der Gewichtszunahme zu einer leichten Verlangsamung, beginnend zwischen dem 3. und 6. Lebensmonat, gekommen war; dieser Trend verstärkte sich im Alter von 6 bis 12 Monaten, fiel von der 25. Perzentile zwischen die 5. und 10. Perzentile und verlangsamte sich weiter bis unter die 5. Perzentile, beginnend im 12. Lebensmonat. Sein Größenwachstum fiel im Alter von 8 bis 12 Monaten auf die 25. Perzentile und fiel weiter auf die 5. Perzentile, beginnend im Alter von 12 Monaten. Es gab eine offenkundige Differenz von einigen Monaten zwischen der Verlangsamung des Größenwachstums verglichen mit der Verlangsamung der Gewichtszunahme.

Die Analyse des über drei Tage geführten Ernährungsprotokolls, das Mrs. Hardman ausgefüllt hatte, ergab, dass John im Durchschnitt 60 Prozent der empfohlenen täglichen Nahrungsmenge für ein Kind seines Alters aufnahm, aber dass 50 Prozent der aufgenommenen Kalorien aus der mit Kalorien, Vitaminen, Zink und Eisen angereicherten Milch stammten, die der Kinderarzt einige Monate zuvor empfohlen hatte, als Johns Nahrungsverweigerung und kümmerliches Wachstum sich immer mehr festsetzten.

Die Einschätzung der Mundmotorik ergab, dass John über altersangemessene oralmotorische Fähigkeiten zu verfügen schien, die keine Beeinträchtigung beim Füttern darstellten. Die Entwicklungs-Diagnostik kam zu dem Schluss, dass Johns kognitive und allgemeine Bewegungsfähigkeiten im oberen Durchschnitt lagen.

Die Beobachtung von John und seiner Mutter in der Füttersituation und beim Spiel durch einen Einwegspiegel – ein Teil der psychiatrischen Einschätzung – ergab, dass John sich dagegen sträubte, in den Hochstuhl zu gehen, sich aber hineinsetzte, als seine Mutter ihn mit einem Spielzeug lockte. Er nahm einige Happen von dem Essen, das sich vor ihm befand, aber fing an, den Blick durchs Zimmer wandern zu lassen, deutete auf einen Wandbehang mit Zügen, bemerkte die Uhr an der Wand und hörte auf zu essen. Als seine Mutter versuchte, ihm etwas Joghurt mit dem Löffel zu geben, schlug er den Löffel beiseite und versuchte, aus dem Kinderstuhl herauszukommen. Seine Mutter bemühte sich, seine Aufmerksamkeit auf ein anderes Spielzeug zu lenken, das sie in Reserve gehalten hatte, und er machte es sich vorübergehend wieder in seinem Stuhl bequem. Doch die Neuheit verlor schnell ihren Reiz. John weigerte sich, weitere Nahrung zu sich zu nehmen und stieß den vor ihm stehenden Teller mit Essen vom Tablett auf den Fußboden. Seine Mutter gab sich geschlagen, nahm ihn aus dem Hochstuhl heraus und erlaubte ihm, im Zimmer umherzulaufen. Sie näherte sich ihm einige Male mit Fingerfood, aber John war zu sehr damit beschäftigt, den Raum zu erforschen, um auf die von der Mutter angebotene Nahrung zu achten.

Im Gegensatz zu der Füttersituation ließen sich Mutter und Kind beim Spiel auf lebhafte wechselseitige Interaktionen ein und schienen viel Freude aneinander zu haben.

Das Interview mit den Eltern ergab, dass Mrs. Hardman als Kind ein schlechter Esser gewesen war, die ganze Kindheit hindurch klein und dünn geblieben und als Erwachsene schließlich die Kleinste in ihrer Familie war. Nur als sie mit John schwanger gewesen war, hatte sie etwas an Gewicht und Fülle zugelegt. Sie gestand, dass sie oft zu essen vergaß, wenn sie sehr beschäftigt war, und dass sie nichts essen konnte, wenn sie unter Stress stand. Ihre Familienangehörigen verglichen sie häufig mit ihrer Großmutter, die, wie man ihr erzählte, im Alter von 8 Jahren bereits alle Kinderkrankenhäuser der größeren europäischen Städte abgereist hatte, weil sie so dünn und zerbrechlich gewesen war. Der Vater erklärte, dass er einen gesunden Appetit habe, und berichtete, dass er immer schon groß und sportlich gewesen sei. Doch eine seiner Schwestern habe als Kind ebenfalls ein wählerisches Essverhalten gezeigt und sei als junge Erwachsene magersüchtig geworden. Beide Eltern waren besorgt, dass John zu einem mageren kleinen Jungen heranwachsen würde, und die Mutter gestand, dass sie manchmal, wenn John den ganzen Tag über kaum etwas gegessen hatte, nicht schlafen konnte und Angst hatte, dass er sterben würde.

Die Eltern hatten ihren Kinderwunsch wegen der Karriere lange hinausgeschoben und dann einige Jahre lang Probleme mit der Empfängnis. Beide hatten eine gute Beziehung zu ihren eigenen Eltern, die mehrere Autostunden entfernt in anderen Städten lebten und nur gelegentlich zu Besuch kamen. Mr. und Mrs. Hardman hatten jedoch ein gutes soziales Netzwerk in ihrer Region.

Nach der Evaluation traf sich das Team mit den Eltern, um die Ergebnisse zu besprechen. Das Team bestand aus einer spezialisierten Krankenschwester (Nurse Practitioner), die als Koordinatorin des Teams fungierte, einem Gastroentereologen, einer Ernährungsberaterin, einem Beschäftigungstherapeuten und einer Psychiaterin. Der Gastroenterologe erklärte, dass John körperlich gesund sei, und der Beschäftigungstherapeut führte aus, dass die Mundmotorik gut funktioniere, einschließlich der Kaurotation (der Bewegungsablauf, bei dem das Essen vom vorderen Mundbereich zu den Seiten geschoben und gekaut wird), so dass von der Mundmotorik her keinerlei Beeinträchtigungen für Johns Nahrungsaufnahme vorlagen. Die Ernährungsberaterin beschrieb die Verlangsamung von Johns Wachstum, die ab dem Alter von 12 Monaten besonders ausgeprägt war, und wies darauf hin, dass das Wachstum des Kopfumfangs weiterhin normal vorangeschritten war. Sie erklärte, dass Johns Nährstoffaufnahme geringer war als für ein Kind seines Alters erwartet wurde, er jedoch mit Hilfe der angereicherten Milch alle wesentlichen Mikronährstoffe erhielt. Schließlich beschrieb die Psychiaterin John als aufgeweckten kleinen Jungen, der zu intensiv damit beschäftigt war, die Welt zu erforschen, um auf seine inneren Hungersignale zu achten und sich deshalb dagegen sträubte, bei seinen Spielaktivitäten gestört und in den Hochstuhl gesetzt zu werden. Sie erläuterte den Eltern, dass die therapeutische Herausforderung darin bestehe, John dabei zu helfen, sich seiner Hungersignale bewusst zu werden und zu lernen, im Hochstuhl sitzen zu bleiben, bis der Bauch voll sei. Im Team herrschte Konsens darüber, dass Johns Ernährungszustand keine akute Gefahr darstellte und dass die Psychiaterin die Behandlung übernehmen sollte.

Die Eltern wurden gebeten, ohne John zu einem zweistündigen Treffen mit der Psychiaterin zu kommen, um die Fütterrichtlinien und die Time-Out-Methode zu besprechen. Die Psychiaterin half Mr. und Mrs. Hardman, einen täglichen Essensplan aufzustellen, bei dem zwischen den Mahlzeiten ein Abstand von 3 bis 4 Stunden lag, damit John die Möglichkeit erhielt, Hungergefühle zu entwickeln. Mr. Hardman kam in der Regel spät nach Hause und aß sein Abendbrot, nachdem Mrs. Hardman versucht hatte, John zu füttern. Aber er versprach, sich zu bemühen, in Zukunft gegen 18:30 Uhr zu Hause zu sein, um am »Familiendinner« teilzunehmen. Mrs. Hardman hatte Mühe mit der Vorstellung, dass sie die Ablenkungen aufgeben sollte, die sie benutzt hatte, um John zum Essen zu bewegen, und reagierte besorgt auf die Bitte, John zwischen den Mahlzeiten und der Zwischenmahlzeit am Nachmittag nichts zu essen zu geben. Dem Vater schien es weniger Unbehagen zu bereiten, John Grenzen zu setzen, und das Paar beschloss, dass es am Wochenende mit der Umsetzung der Fütterrichtlinien und der Time-Out-Methode beginnen wollte, wenn beide Elternteile zu Hause waren und einander unterstützen konnten. Das Hauptproblem bestand darin, John in den Hochstuhl zu bekommen und ihn dazu zu bringen, darin sitzen zu bleiben, »bis Mamas und Papas Bauch voll ist«. Da dieses Problem wahrscheinlich auftauchen würde, wurde beschlossen, dass John seine erste Auszeit erhalten würde, um ihm beizubringen, dass er im Hochstuhl sitzen bleiben musste. Der Vater übernahm die Aufgabe, die erste Auszeit durchzuführen und John in sein Bettchen im Kinderzimmer zu bringen. Mr. und Mrs. Hardman wollten in 3 Wochen erneut ohne John zu einem Treffen kommen, um zu besprechen, wie weit sie bei der Umsetzung der vereinbarten Veränderungen gekommen waren.

Die Eltern berichteten, dass John in einen heftigen Distress-Zustand geraten war, als er seine erste Auszeit erhielt und mehr als eine halbe Stunde gebraucht hatte, um sich zu beruhigen. Doch nachdem er sich einmal beruhigt hatte und wieder in den Hochstuhl zurückgekehrt war, blieb er still sitzen und versuchte nicht, erneut herauszuklettern, und nahm sogar einige Bissen von dem Essen, das vor ihm stand. Die Eltern waren überrascht, dass er sich nach dieser dramatischen ersten Auszeit bereitwillig in den Hochstuhl setzte und ihnen keine weiteren Probleme dadurch bereitete, dass er wieder herauszuklettern versuchte. John schien bei einigen Mahlzeiten hungrig zu sein, aber normalerweise folgte auf eine Mahlzeit, bei der er gut gegessen hatte, eine Mahlzeit, bei der er wenig aß. Im Großen und Ganzen hatte sich seine Nahrungsaufnahme verbessert, und er war während der Mahlzeiten ruhiger. Die Eltern stellten fest, dass es hilfreich war, wenn sie ihm immer nur eine kleine Portion vorsetzten, weil er dadurch das Interesse am Essen zu bewahren schien. Mr. Hardman gestand, dass er sich inzwischen tatsächlich darauf freue, abends nach Hause zu kommen und gemeinsam mit der Familie zu essen.

Einen Monat später kamen die Eltern gemeinsam mit John in die Praxis, um eine Familienmahlzeit einzunehmen, die von der Psychiaterin durch einen Einwegspiegel beobachtet wurde. John setzte sich bereitwillig auf den Hochstuhl und schien zunächst hungrig zu sein, aber nach etwa 5 Minuten hörte er auf zu essen, sah auf die Bilder an der Wand, versuchte, die Aufmerksamkeit seiner Eltern auf das Mikrofon an der Decke zu lenken und schien das Essen zu vergessen. Die Eltern reagierten auf seine Neugier und waren bald in ein Gespräch über die Dinge vertieft, die John beobachtet und angesprochen hatte. Mittlerweile hatte John das Interesse an seinem Essen verloren und die Mahlzeit war zu Ende. Im Gespräch mit Johns Eltern wies die Psychiaterin darauf hin, wie verlockend es sei, sich von Johns Neugier verführen zu lassen, und ermutigte die Eltern, seinen Fokus wieder auf das Essen auszurichten und ihm eine Spiel- und Redezeit nach dem Abendessen in Aussicht zu stellen, so dass sie ihm sagen konnten: »Lass uns jetzt essen und später reden.« Die Psychiaterin machte den Eltern auch klar, dass John bei besonders aufregenden Ereignissen in ihrem Leben, wie Besuch, Geburtstagsfeiern oder Reisen, wahrscheinlich mit »Appetitverlust« reagieren würde, aber dass er nach diesen Ereignissen wahrscheinlich wieder besser essen würde. Im Großen und Ganzen fühlten sich die Eltern durch die Fortschritte, die sie dabei erzielt hatten, John zu helfen, auf seine inneren Hunger- und Sättigungssignale zu reagieren, bestärkt und ermutigt.

Bei der letzten Follow-up-Sitzung, als John zweieinhalb Jahre alt war, aß er bei den meisten Mahlzeiten besser, die angereicherte Milch war abgesetzt worden und er nahm den Großteil seiner Kalorien aus fester Nahrung auf und trank normale Milch bei den Mahlzeiten. Er hatte an Gewicht zugelegt und war ein paar Zentimeter gewachsen, wodurch er auf der 5. Perzentile in Bezug auf das Gewicht und der 10. Perzentile in Bezug auf die Größe lag. Mr. Und Mrs. Hardman berichteten, dass ihnen die gemeinsamen Mahlzeiten mit John viel Freude bereiteten und sie sich mit dem Gedanken trugen, ein zweites Kind zu bekommen.

Einsatz von Nahrungsergänzungsmitteln und Medikamenten bei der Behandlung

Einige Säuglinge und Kleinkinder mit Infantiler Anorexie essen sehr wenig, trinken aber weiterhin aus der Flasche, die häufig die Hauptquelle ihrer Nahrungsaufnahme darstellt. Die meisten Kleinkinder mit Infantiler Anorexie scheinen diese Mahlzeiten eher zu nutzen, um Trost zu finden, als um ihre kleinen Mägen zu füllen, und trinken daher normalerweise nur sehr kleine Mengen Milch bei einer Mahlzeit. Obwohl Kinder im zweiten Lebensjahr in der Regel zu normaler Kuhmilch übergegangen sind, optimieren Kinderärzte die Nährstoffaufnahme ihrer kleinen Patienten mit Infantiler Anorexie gern, indem sie ein Milchersatzpräparat empfehlen, das mit Kalorien, Vitaminen und Mineralien angereichert ist. Diese Ergänzungen sind hilfreich für die Ernährung der Kinder, bis sie gelernt haben, mehr Nahrungsmittel zu essen, die ihnen die notwendigen Nährstoffe liefern. Sie dienen als »Sicherheitsnetz« und nehmen den Eltern etwas von ihrer Angst, so dass sie gemeinsam mit der Therapeutin daran arbeiten können, dem Kleinkind dabei zu helfen, mehr von der normalen Familienkost zu essen. Das Trinken der hochkalorischen Ersatzmilch muss allerdings gut in den Essensplan integriert werden; andernfalls wird das Kind bei den Mahlzeiten nicht hungrig sein. Nachdem sich das Essverhalten des Kindes gebessert hat, kann es langsam von der Ergänzungsmilch entwöhnt werden.

Bei einigen Kindern verbessert sich das Verhalten bei den Mahlzeiten und sie lernen, am Tisch sitzen zu bleiben, bis die Eltern mit dem Essen fertig sind, aber sie essen weiterhin sehr wenig und wachsen schlecht. Bei diesen Kindern kann eine medikamentöse Behandlung zur Anregung des Appetits sinnvoll sein.

Bei Cyroheptadin (Peritol), einem Medikament für die Behandlung von Allergiesymptomen, hat sich herausgestellt, dass es auch einen appetitanregenden Effekt hat. Es wirkt durch die Blockierung von Histamin und Serotonin. In frühen Studien von Halmi, Eckert, LaDu und Cohen (1986) mit Adoleszenten und jungen Erwachsenen mit Anorexia Nervosa konnte nachgewiesen werden, dass Cyproheptadin im Vergleich zu einem Placebo eine größere Gewichtszunahme und einen Rückgang depressiver Symptome bewirkte. Über die Wirkung von Cyproheptadin bei kleinen Kindern liegen keine Studien vor. Doch viele Kinderärzte und Gastroenterologen verschreiben Cyproheptadin, um den Appetit bei Kleinkindern anzuregen. Bei den meisten Kindern bewirkt es eine sofortige Appetitsteigerung. Diese Wirkung kann zwei bis drei Wochen anhalten; danach nimmt der Appetit wieder ab, obwohl er unter Umständen nicht mehr so schlecht ist wie vor der Einnahme des Medikaments. Wenn das Mittel für ein oder zwei Wochen abgesetzt und dann wieder eingeführt wird, nimmt der Appetit des Kindes unter Umständen wieder zu – ein Effekt, der dann weitere zwei bis drei Wochen anhält. Deshalb setzen einige Ärzte Cyproheptadin zyklisch ein – geben es zwei Wochen und setzen es dann für ein oder zwei Wochen ab, oder geben es vier Tage und setzen es drei Tage ab, um dem Kind zu helfen, zu einem besseren Essverhalten zu finden. Das Medikament wird im Allgemeinen gut vertragen, und die Eltern empfinden es als große Erleichterung, wenn sie das Kind essen sehen. Diese medikamentöse Behandlung löst allerdings nicht das Grundproblem; einige Kinder reagieren nur anfangs darauf. Außerdem sollte das Medikament kein Ersatz dafür sein, die Fütterrichtlinien anzuwenden, um die innere Regulation des Essens zu fördern.

Differentialdiagnose und Komorbidität

Die frühkindliche Anorexie ist häufig mit Sensorischer Nahrungsverweigerung verbunden, die in Kapitel 5 beschrieben wird. Beide Fütterstörungen sind durch Nahrungsverweigerung gekennzeichnet. Doch während Kinder mit Infantiler Anorexie wenig Appetit haben und ein Nahrungsmittel an einem Tag zurückweisen und es am nächsten möglicherweise annehmen, lehnen Kinder mit Sensorischer Nahrungsverweigerung konsequent bestimmte Nahrungsmittel aufgrund von Geschmack, Konsistenz oder Geruch ab. Kinder mit Sensorischer Nahrungsverweigerung haben einen gesunden Appetit, essen bereitwillig ihre bevorzugten Speisen und haben für gewöhnlich normales Gewicht. Wenn Kinder allerdings unter einer Kombination beider Fütterstörungen leiden, haben sie kaum Appetit, essen heute Nahrungsmittel, die sie morgen zurückweisen, und sie lehnen darüber hinaus konsequent bestimmte Nahrungsmittel ab und reagieren sehr aufgebracht, wenn ihre Eltern sie drängen, diese Nahrungsmittel zu essen. Sie können so verstört reagieren, dass sie sich weigern, überhaupt irgendetwas zu essen. Folglich leiden diese Kinder unter sehr gravierenden Ess- und Wachstumsproblemen. Es ist sehr wichtig, jede Fütterstörung, die im Kapitel über komplexe Fütterstörungen beschrieben ist, zu diagnostizieren und zu behandeln.

Die Infantile Anorexie geht häufig mit Schlafstörungen einher. Eine Auswertung der Einschätzungen, die von Müttern gegeben wurde, ergab, dass Kleinkinder mit frühkindlicher Anorexie mehr irreguläre Fütter- und Schlafmuster zeigten als Kinder mit gesundem Essverhalten (Chatoor, Hirsch et al., 1998). Der Studie von Monaghan und Kollegen (2007) zufolge hatte fast die Hälfte der Kinder mit Infantiler Anorexie Probleme beim Einschlafen, oder sie wachten nachts auf und waren unfähig, allein wieder einzuschlafen. Manche kamen ins Bett der Eltern bzw. schliefen von vornherein bei ihnen, weil es zu schwierig für letztere war, ihren Kindern dabei zu helfen, das Schlafen selbst zu regulieren.

Wie wir in einer Studie (Chatoor, Ganiban et al., 2004) feststellten, neigen Kinder mit Infantiler Anorexie zu einem höheren physiologischen Erregungsniveau und haben größere Probleme damit, ihre Erregung selbst zu regulieren als Kinder mit gesundem Essverhalten. Dieses Erregungsmuster scheint ihnen gute Dienste zu leisten, wenn sie aktiv und lernbegierig sind, aber bei den Mahlzeiten und zur Schlafenszeit, wenn Kinder sich entspannen und ihre Erregung herunterregulieren müssen, sind diese Kinder zu »aufgedreht«, um zur Ruhe zu kommen. Sie werden klammernd und abhängig davon, dass die Eltern ihnen helfen, sich zu beruhigen. Einige Eltern führen feste Schlafroutinen ein und setzen dem Klammern des Kindes von Anfang an Grenzen, andere werden zu »Gefangenen« ihrer klammernden Kinder. Diese Eltern brauchen Unterstützung, damit sie die Selbstregulation des Kindes in Bezug auf das Schlafen in ähnlicher Weise fördern können, wie sie dem Kind bei der inneren Regulation des Essens helfen.

Wie an früherer Stelle in diesem Kapitel im Zusammenhang mit dem Temperament erwähnt, neigen Kinder mit Infantiler Anorexie zu größerer Trennungsangst und entwickeln unter Umständen Schulängste, wenn sie älter werden. Sie sind häufig sehr intensive Kinder, die es schwierig finden, sich selbst zu beruhigen, wenn sie aufgeregt sind, und sich klammernd verhalten, damit die Eltern ihnen helfen, sich besser zu fühlen. Das klammernde Verhalten kann zu einer Art Zwang werden, so dass manche Eltern das Gefühl haben, von ihrem Kind kontrolliert und gesteuert zu werden. Bei diesen Kindern ist die Time-Out-Methode von entscheidender Bedeutung, damit die Selbstberuhigung und das Selbstvertrauen gefördert werden.

Literaturhinweise

Ammaniti, M., Ambruzzi, A.M., Lucarelli, L., Cimino, S., & D'Olimpio, F. (2004). Malnutrition and dysfunctional mother-child feeding interactions: Clinical assessment and research implications.*Journal of the American College of Nutrition, 23* (3), 259–271.

Ammaniti, M., Cimino, S., Lucarelli, L., Speranza, A.M., & Vismara, L. (2004). Infantile anorexia and the child caregiver relationship: An empirical study on attachment patterns. *Funzione Gamma Journal, 14,* 1–19.

Birch, L.L. (1999). Development of food preferences. *Annual Review of Nutrition, 19,* 41–62.

Chatoor, I. (1989). Infantile anorexia nervosa: A developmental disorder of separation and individuation. *Journal of the American Academy of Psychoanalysis, 17,* 43–64.

Chatoor, I., & Ammaniti, M. (2007). A classification of feeding disorders of infancy and early childhood. In W.E. Narrow, M.B. First, P. Sirovatka, & D.A. Regier (Hrsg.), *Age and gender considerations in psychiatric diagnosis: A research agenda for DSM-V* (227–242). Arlington, VA: American Psychiatric Press.

Chatoor, I., & Egan, J. (1983). Nonorganic failure to thrive and dwarfism due to food refusal: A separation disorder. *Journal of the American Academy of Child and Adolescent Psychiatry, 27,* 294–301.

Chatoor, I., Egan, J., Getson, P., Menvielle, E., & O'Donnell, R. (1988). Mother-infant interactions in infantile anorexia nervosa. *Journal of the American Academy of Child and Adolescent Psychiatry, 27,* 535–540.

Chatoor, I., Ganiban, J., Colin, V., Plummer, N., & Harmon, R. (1998). Attachment and feeding problems: A reexamination of non-organic failure to thrive and attachment insecurity. *Journal of the American Academy of Child and Adolescent Psychiatry, 37,* 1217–1224.

Chatoor, I., Ganiban, J., Harrison, J., & Hirsch, R. (2001). Observation of feeding in the diagnosis of posttraumatic feeding disorder of infancy. *Journal of the American Academy of Child and Adolescent Psychiatry, 40,* 595–602.

Chatoor, I., Ganiban, J., Hirsch, R., Borman-Spurrell, E., & Mrazek, D. (2000). Maternal characteristics and toddler temperament in infantile anorexia. *Journal of the American Academy of Child and Adolescent Psychiatry, 39,* 743–751.

Chatoor, I., Ganiban, J., Surles, J., & Doussard-Roosevelt, J. (2004). Physiological regulation in infantile anorexia: A pilot study. *Journal of the American Academy of Child and Adolescent Psychiatry, 43,* 1019–1025.

Chatoor, I., Getson, P., Menvielle, E., O'Donnell, R., Rivera, Y., Brasseaux, C., et al. (1997). A feeding scale for research and clinical practice to assess mother-infant interactions in the first three years of life. *Infant Mental Health Journal, 18*, 76–91.

Chatoor, I., Hirsch R., Ganiban, J., Persinger, M., & Hamburger, E. (1998). Diagnosing infantile anorexia: The observation of mother infant interactions. *Journal of the American Academy of Child and Adolescent Psychiatry, 37*, 959–967.

Chatoor, I., Hirsch, R., & Persinger, M. (1997). Facilitating internal regulation of eating: A treatment model for infantile anorexia. *Infants and Young Children, 9*, 12–22.

Chatoor, I., Kerzner, B., Zorc, L., Persinger, M., Simenson, R., & Mrazek, D. (1992). Two year old twins refuse to eat: A multidisciplinary approach to diagnosis and treatment. *Infant Mental Health Journal, 13*, 252–268.

Chatoor, I., Surles, J., Ganiban, J., Beker, L., McWade Paez, L., & Kerzner, B. (2004). Failure to thrive and cognitive development in toddlers with infantile anorexia. *Pediatrics, 113*, e440–e447.

Dahl, M. (1987). Early feeding problems in an affluent society: III. Follow-up at two years: Natural course, health, behaviour and development. *Acta Paediatrica Scandinavica, 76*, 872–880.

Dahl, M., Rydell, A.M., & Sundelin, C. (1994). Children with early refusal to eat: Follow-up during primary school. *Acta Paediatrica Scandinavica, 83*, 54–58.

Halmi, K. A., Eckert, E., LaDu, T.J., & Cohen, J. (1986). Anorexia nervosa. Treatment efficacy of cyproheptadine and amitriptyline. *Archives of General Psychiatry, 43*, 177–181.

Kotler, L.A., Cohen, P., Davies, M., Pine, D.S., & Walsh, B.T. (2001). Longitudinal relationships between childhood, adolescent, and adult eating disorders. *Journal of the American Academy of Child and Adolescent Psychiatry, 40*, 1434–1440.

Lucarelli, L., Ambruzzi, A.M., Cimino, S., D'Olimpio, F., & Finistrella, V. (2003). Feeding disorders in infancy: An empirical study on mother-infant interactions. *Minerva Pediatrica, 55*, 243–259.

Lucarelli, L., Cimino, S., Petrocchi, M., & Ammaniti, M. (2007, October). *Infantile anorexia: A longitudinal study on maternal and child psychopathology.* Abstract presented at Eating Disorders Research Society, Pittsburgh, PA.

Marchi, M., & Cohen, P. (1990). Early childhood eating behaviors and adolescent eating disorders. *Journal of the American Academy of Child and Adolescent Psychiatry, 29*, 112–117.

Monaghan, M., Lewin, D., Hahn, A., Ganiban, J., Morar, V., Brinkmeier, L., & Chatoor, I. (2007). Sleep characteristics of toddlers with infantile anorexia. *Sleep, 30*, A97.

Narrow, W.E., First, M.B., Sirovatka, P., & Regier, D.A. (Hrsg.). (2007). *Age and gender considerations in psychiatric diagnosis: A research agenda for DSM-V.* Arlington, VA: American Psychiatric Press.

Scheeringa, M., Anders, T., Boris, N., Carter, A., Chatoor, I., Egger, H., et al. (2003). Research diagnostic criteria for infants and preschool children: The process and empirical support. *Journal of the American Academy of Child and Adolescent Psychiatry, 42*, 1504–1512.

Waterlow, J.C., Buzina, R., Keller, W., Lan, J.M., Nichaman, M.Z., & Tanner, J.M. (1977). The presentation and use of height and weight data for comparing the nutritional status of groups of children under the age of 10 years. *Bulletin of the World Health Organization*, 55, 489–498.

ZERO TO THREE. (2005). *Diagnostic classification of mental health and developmental disorders of infancy and early childhood: Revised edition. (DC:0–3R).* Washington, DC: Author.

5
Sensorische Nahrungsverweigerung

Nosologie

Unterschiedliche Autoren haben verschiedene Aspekte der Sensorischen Nahrungsverweigerung beschrieben. Am häufigsten werden Kinder mit dieser Fütterstörung als »pingelige«, »wählerische« oder »selektive Esser« charakterisiert *(picky, choosy oder selective eaters)*. Einige Autoren bezeichnen die Weigerung, bestimmte Nahrungsmittel zu essen, als »Nahrungsmittelaversion« *(food-aversion)* und die Angst vor dem Ausprobieren neuer Speisen als »Nahrungsmittel-Neophobie« *(food-neophobia)*. Ich habe für diese Fütterstörung die Bezeichnung *Sensorische Nahrungsverweigerung* gewählt, weil die Kinder den Geschmack, die Konsistenz, die Temperatur oder den Geruch von bestimmten Speisen als stark abstoßend empfinden und häufig unter weiteren sensorischen Problemen leiden. Die ablehnende Reaktion kann vom Grimassenschneiden oder Ausspucken der Nahrung bis hin zum Würgen und Erbrechen reichen. Nachdem ein bestimmtes Nahrungsmittel erstmals eine Aversion ausgelöst hat, weigern sich die Kinder für gewöhnlich, diese spezielle Speise erneut zu essen, und lehnen es häufig auch ab, andere Nahrungsmittel zu probieren, die sie offenbar an die abgelehnte Speise erinnern. Ich gebe im Folgenden einen Überblick über die Literatur, die sich mit Symptomen der Sensorischen Nahrungsverweigerung befasst:

Der Begriff »wählerischer Esser« *(picky eater)* ist nicht klar definiert und wird von verschiedenen Autoren in unterschiedlicher Bedeutung verwendet. Marchi und Cohen (1990) definieren »wählerisches Essverhalten« als das Vorhandensein von drei der folgenden kindlichen Verhaltensweisen: Das Kind isst nicht ausreichend, zeigt häufig oder sehr häufig ein wählerisches Essverhalten, isst normalerweise langsam oder hat in der Regel kein Interesse am Essen. Die Autoren stellen fest, dass ein wählerisches Essverhalten in der frühen Kindheit ein Prädiktor für Symptome von Anorexia Nervosa während der Adoleszenz ist. Laut dem Klassifikationsschema des vorliegenden Buches sind die Kriterien »isst nicht ausreichend« und »hat kein Interesse am Essen« allerdings

Symptome der Infantilen Anorexie, während man das Kriterium »zeigt häufig oder sehr häufig ein wählerisches Essverhalten« als Symptom der Sensorischen Nahrungsverweigerung betrachten würde. Wie ich später erörtern werde, kann bei Kindern eine Komorbidität zwischen Infantiler Anorexie und Sensorischer Nahrungsverweigerung bestehen.

Folglich könnten die Kinder aus der Studie von Marchi und Cohen Symptome der Infantilen Anorexie oder der Sensorischen Nahrungsverweigerung gezeigt haben oder unter Symptomen beider Fütterstörungen gelitten haben. Das macht es schwierig, aus dieser Studie klar abzuleiten, ob Infantile Anorexie, Sensorische Nahrungsverweigerung oder beide Fütterstörungen als Risikofaktoren für Anorexia Nervosa zu betrachten sind.

Eine neuere Studie von Carruth, Ziegler, Gordon und Barr (2004) über die Prävalenz wählerischen Essverhaltens bei einer nationalen Stichprobe von mehr als 3000 Säuglingen und Kleinkindern stützt sich auf telefonische Interviews, bei denen Eltern gefragt wurden, ob sie ihr Kind für »sehr wählerisch«, »ein bisschen wählerisch« oder »überhaupt nicht wählerisch« in Bezug auf sein Essverhalten hielten. Die Bedeutung wählerischen Essverhaltens wurde vom Interviewer nicht erläutert. Anschließend fasste man die Daten der Kleinkinder, die von ihren Eltern als »sehr wählerisch« und »ein bisschen wählerisch« charakterisiert wurden, zu einer übergreifenden Datengruppe für »wählerische Esser« zusammen. Die Autoren fanden heraus, dass die Prävalenz von wählerischen Essern bei beiden Geschlechtern im Alter zwischen 4 und 24 Monaten konsequent zunahm, und bei den Jungen von 17 bis 24 Prozent und bei den Mädchen von 23 bis 54 Prozent reichte. Sie berichten, dass die Altersgruppen von 7 bis 8 Monaten und von 9 bis 11 Monaten 17 statistisch signifikante Unterschiede bei der Energie- und Nährstoffaufnahme zeigten, die mit dem Status »wählerischer Esser« verbunden waren, während die Nahrungsaufnahme bei allen anderen Altersgruppen nur 6 statistisch signifikante Unterschiede ergab. Bei allen Nährstoffen lagen die durchschnittlichen Mengen allerdings weit über den empfohlenen Ernährungstoleranzen oder angemessenen Nahrungsaufnahme für die Gruppen der wählerischen und nicht wählerischen Esser. Diese Daten liefern einige interessante Informationen über die weite Verbreitung eines Phänomens, das Eltern als wählerisches Essverhalten ihrer kleinen Kinder erleben, vor allem bei Kindern im Alter zwischen 4 und 24 Monaten. Doch weil die Autoren »ein bisschen wählerisch« und »sehr wählerisch« zu einer Gruppe kombiniert haben, sind die Ernährungsdaten nicht besonders hilfreich, da sie die ganze Bandbreite der wählerischen Esser abdecken und nicht diejenigen Kinder ermitteln, bei denen das wählerische Essverhalten mit ernsthaften Ernährungsdefiziten verbunden sein könnte.

Dovey, Staples, Gibson und Halford (2007) konstatieren in ihrer Besprechung von vorliegenden Studien, dass »wählerische/pingelige« Esser normalerweise als Kinder definiert werden, die eine inadäquate Auswahl an Nahrungsmitteln konsumieren, weil sie eine substantielle Menge von vertrauten (ebenso wie unvertrauten) Nahrungsmitteln ablehnen, während Nahrungsmittel-Neophobie im Allgemeinen als Widerwille gegen das Essen neuer Speisen oder die Vermeidung neuer Nahrungsmittel betrachtet wird. Die Autoren halten Nahrungsmittel-Neophobie und wählerisches/pingeliges Essverhalten für verwandte Konstrukte, die sich theoretisch und verhaltensmäßig unterscheiden. Ihrer Ansicht nach ist die Neophobie ein Bestandteil des wählerischen Essverhaltens, erklärt aber nicht das gesamte Verhaltensprofil des pingeligen/wählerischen Essers.

Timimi, Douglas und Tsiftsopoulou (1997) schildern Fallgeschichten von »selektiven Essern« *(selective eaters)* im Alter von 4 bis 14 Jahren. Sie definieren selektives Essverhalten als spezifisches und anhaltendes Verhaltensmuster, bestehend aus der Weigerung, bestimmte Nahrungsmittel zu essen, die nicht zu einer eingeschränkten Auswahl bevorzugter Speisen gehören, und sie beschreiben damit einhergehende Verhaltensweisen, zum Beispiel dass die Kinder Widerstand leisten, wenn sie selber essen sollen, Würgen, Ausspucken von Essen, störendes Verhalten bei den Mahlzeiten, Herumspielen mit Essen bei den Mahlzeiten, übertrieben langsames Essen und Schwierigkeiten beim Schlucken oder Kauen von Nahrung. Außerdem haben diese Autoren erhöhte Angst, Symptome zwanghaften Verhaltens (sowohl in Bezug auf das Essen als auch in anderer Hinsicht) und häufige soziale und schulische Probleme bei diesen Kindern festgestellt. Ihre Beschreibung »selektiver Esser« passt zum Bild der Kinder mit Sensorischer Nahrungsverweigerung.

Rydell, Dahl und Sundelin (1995) beschreiben »pingelige Esser« *(choosy eaters)* als Kinder, deren wählerisches Verhalten darin zum Ausdruck kommt, dass sie bestimmte Nahrungsmittel ablehnen, wenig essen und Desinteresse am Essen zeigen. Ähnlich wie Marchi und Cohen (1990) kombinieren sie selektives Essverhalten mit unzureichender

Nahrungsaufnahme und Desinteresse am Essen, also mit Symptomen der Infantilen Anorexie.

Dieser kurze Überblick über einen Teil der Literatur zeigt, wie schlecht »wählerisches Essverhalten« und andere Begriffe definiert sind und wie schwierig ein Vergleich der Studien ist, weil es keine klaren Definitionen für bestimmte Fütterstörungen gibt. Die unten aufgeführten diagnostischen Kriterien für die Sensorische Nahrungsverweigerung beschreiben zunächst die typischen Verhaltensweisen, die kennzeichnend für diese Fütterstörung sind, gefolgt von Kriterien für eine Beeinträchtigung und von Ausschlusskriterien. Die Kriterien für eine Beeinträchtigung können im Ernährungsbereich (spezielle ernährungsbezogene Mängel an Mikronährstoffen) liegen, Verzögerungen bei der mundmotorischen und sprachlichen Entwicklung umfassen oder die sozial-emotionale Entwicklung des Kindes betreffen; mitunter liegt auch eine Kombination aller drei Bereiche vor. Weil die Studien über wählerisches Essverhalten eine hohe Prävalenz belegen, kann man davon ausgehen, dass die Sensorische Nahrungsverweigerung in der allgemeinen Bevölkerung recht weit verbreitet ist und auf einem Kontinuum angesiedelt ist, bei dem einige Kinder nur wenige Nahrungsmittel ablehnen und andere ganze Gruppen von Nahrungsmitteln. Deshalb ist es wichtig, diejenigen Kinder zu ermitteln, die unter ernsthaften Fütterstörungen leiden, und sie durch die Anwendung der Beeinträchtigungskriterien von jenen Kindern zu unterscheiden, die durch die wenigen Nahrungsmittel, die sie nicht tolerieren, weniger beeinträchtigt sind. Die unten aufgeführten diagnostischen Kriterien wurden in die *Diagnostic Classification of Mental Health and Developmental Disorders of Infancy and Early Childhood: Revised Edition* (*DC:0–3R*; ZERO TO THREE, 2005) aufgenommen und sind in dem Beitrag von Chatoor und Ammaniti (2007) in *Age and Gender Considerations in Psychiatric Diagnosis: A Research Agenda for DSM-V* (Narrow, First, Sirovatka & Regier, 2007) enthalten.

Diagnostische Kriterien

A Diese Fütterstörung ist gekennzeichnet durch die konsequente, mindestens einen Monat anhaltende Weigerung des Säuglings oder Kindes, bestimmte Nahrungsmittel mit bestimmten Geschmacksrichtungen, Konsistenzen, Temperaturen oder Gerüchen zu essen.

B Die Nahrungsverweigerung beginnt bei der Einführung einer neuen

oder andersartigen Speise, gegen die das Kind eine Abneigung hat (so trinkt das Kind vielleicht eine bestimmte Sorte Milch, lehnt aber eine andere Sorte mit anderem Geschmack ab; es akzeptiert unter Umständen püriertes Essen, wehrt sich aber gegen stückige Babynahrung oder feste Nahrung, die gekaut werden muss; es isst vielleicht knusprige Speisen, lehnt aber Püriertes ab).

C Die Reaktionen des Kindes auf abgelehnte Speisen reichen vom Verziehen des Gesichtes oder Ausspucken des Essens bis hin zum Würgen und Erbrechen. Nach einer aversiven Reaktion weigert sich das Kind, die Speise weiterhin zu essen, und verallgemeinert die Abneigung und Nahrungsverweigerung auf andere Speisen von ähnlicher Farbe, ähnlichem Aussehen oder Geruch.

D Das Kind probiert nur widerwillig unbekannte neue Speisen, isst aber problemlos, wenn ihm bevorzugte Nahrungsmittel vorgesetzt werden.

E Ohne Nahrungsergänzungsmittel zeigt das Kind spezifische Ernährungsdefizite (d. h. Vitamine, Eisen, Zink oder Eiweiß), weist aber in der Regel keine Wachstumsdefizite auf, kann sogar übergewichtig sein und/oder

- **leidet unter einer verzögerten Entwicklung der Mundmotorik und Sprache**
- **zeigt ab dem Vorschulalter Angst während der Mahlzeiten und vermeidet soziale Situationen, in denen gegessen wird.**

F Die Nahrungsverweigerung setzt nicht im Anschluss an einen traumatischen Auslöser im Mund-Rachenraum ein.

G Die Weigerung, bestimmte Nahrungsmittel zu essen, hängt nicht mit einer Nahrungsmittelallergie oder mit anderen körperlichen Krankheiten zusammen.

Klinisches Erscheinungsbild

Diese Fütterstörung kann bereits in den ersten Lebenswochen symptomatisch werden. Jacobi, Agras, Bryson und Hammer (2003) berichten über eine prospektive Studie bei Kindern, bei denen es sich laut Angaben der Eltern ebenso wie Laboruntersuchungen zufolge um wählerische Esser handelte, die eine eingeschränkte Auswahl an Nahrungsmitteln aßen und häufig kein Gemüse mochten. Die Autoren stellten fest, dass diese Kinder im ersten Lebensmonat ein anderes Saugmuster zeigten. Sie saugten über 100-mal weniger während einer Füttermahlzeit als Kinder mit nicht-wählerischem Essverhalten, und 17 Prozent der wählerischen Esser weigerten sich, überhaupt zu saugen. Alle Mütter von Kindern, bei denen man später eine Sensorische Nahrungsverweigerung diagnostizierte, berichteten, dass ihre Kinder in der Säuglingszeit keinen Gefallen am Stillen gefunden hätten und auf Flaschennahrung umgestellt werden mussten. Dabei handelte es sich für gewöhnlich um Kinder, die sehr sensibel auf die Beschaffenheit des Essens zu reagieren schienen, würgten und Babykost der Stufe 3 – eine Mischung aus pürierten Nahrungsmitteln, die Stückchen anderer Nahrungsmittel enthalten – ausspuckten. Eine Erklärung für das Fütterverhalten der Kinder könnte sein, dass die Unregelmäßigkeit der Brustwarze mehr sensorische Reize für das Baby darstellt als der glatte Gumminuckel der Flasche, der leichter toleriert wird. Andere Mütter von Kindern mit Sensorischer Nahrungsverweigerung berichteten, dass ihre Kinder sogar in den ersten Lebenswochen oder -monaten den Wechsel zu einer neuen Fertigmilch ablehnten – sie weinten und weigerten sich, die neue Milchsorte zu trinken, akzeptierten aber problemlos die Rückkehr zur alten Milchsorte.

Häufiger ist es, dass Kinder mit Sensorischer Nahrungsverweigerung im Alter von 6 bis 10 Monaten symptomatisch werden, wenn verschiedene neue Babynahrungen, insbesondere der Stufe 3, eingeführt werden. So reagieren die Säuglinge auf einen neuen Geschmack oder eine neue Konsistenz der Babykost möglicherweise, indem sie das Gesicht verziehen, die Speise ausspucken oder würgen und sich erbrechen. Wenn die Ablehnungsreaktion leicht ausfällt und der Säugling nur eine Grimasse zieht, akzeptiert er das Essen möglicherweise wieder und toleriert es, wenn er es wiederholt angeboten bekommt. Einige Babys geraten allerdings in ernsthaften Distress, wenn der Elternteil die abgelehnte Nahrung erneut anbietet, vor allem wenn die Speise ein Würgen oder Erbrechen ausgelöst hat. Diese Kinder scheinen durch Assoziation zu lernen und beobachten die Eltern sehr genau, um zu sehen, welche Art von Nahrung der Elternteil ihnen bringt. Sie scheinen ihre Angst vor einem bestimmten Nahrungsmittel auf andere Speisen von ähnlicher Farbe oder Beschaffenheit zu übertragen und fangen an, ganze Gruppen von Nahrungsmitteln abzulehnen, wie zum Beispiel alle Pürees oder jede Babynahrung mit festen Bestandteilen oder alle Arten von grünem Gemüse. Je angestrengter die Eltern versuchen, diese Säuglinge zum Essen zu bewegen, desto ängstlicher scheinen die Babys zu werden und desto mehr Speisen lehnen sie ab.

Im Laufe des Kleinkindalters zeigen die meisten Kinder starke Reaktionen auf bestimmte Nahrungsmittel, wenn sie an eine Vielzahl von Speisen der normalen Familienkost herangeführt werden. Während dieser intensiven Entwicklungsphase kämpfen Kleinkinder mit Fragen von Autonomie und Abhängigkeit, und während jeder Mahlzeit müssen Elternteil und Kind aushandeln, wer den Löffel in den Mund des Kindes schiebt. Wenn das Kleinkind einmal erkannt hat, dass die Eltern begierig darauf sind, es zum Essen zu bewegen, übernimmt es die Kontrolle und lehnt die Speise, die der Elternteil anbietet, ab. Häufig hängt die Akzeptanz oder Ablehnung einer Speise von der Stimmung des Kindes ab und von seinem Bedürfnis, den Eltern entweder zu gefallen oder sie zu kontrollieren. Folglich werden viele Kleinkinder wählerisch, wenn es um die Speisen geht, die sie essen wollen, und diejenigen, bei denen sie sich für eine Ablehnung entscheiden. Ihre Vorlieben von Nahrungsmitteln wechseln häufig von einer Mahlzeit zur anderen oder von einem Tag zum nächsten; im Gegensatz dazu zeigen Kleinkinder mit Sensorischer Nahrungsverweigerung ein eher gleichbleibendes Verhalten bei ihren Vorlieben und Abneigungen, obwohl auch sie mitunter versuchen, die Eltern zu kontrollieren, indem sie nach bestimmten Nahrungsmitteln fragen und sie dann ablehnen. Eltern von Kleinkindern mit Sensorischer Nahrungsverweigerung nehmen es häufig nicht ernst, wenn das Kind anfangs bestimmte Speisen ausspuckt oder daran würgt und bieten ihm diese Speise erneut an, weil sie glauben, dass es sich daran gewöhnen wird. Die Eltern haben vielleicht gehört, dass man kleinen Kindern bestimmte Nahrungsmittel wiederholt anbieten muss, damit sie sich daran gewöhnen, und versuchen immer wieder, ihr Kind dazu zu bringen, »gesunde« Kost zu akzeptieren. Doch dann werden sie mit einem Kleinkind konfrontiert, das schreit oder immer dickköpfiger reagiert, und müssen erkennen, dass das Kind diese Nahrungsmittel trotz aller Überredungsversuche, Bitten oder Drohungen nicht akzeptieren wird. Andere Familienangehörige erzählen den Eltern häufig, dass sie nicht streng genug seien, und geben ihnen den Rat, dem Kind nur Speisen anzubieten, die auch von der übrigen Familie gegessen werden – dann würden die Kleinen schon essen, wenn sie hungrig seien. Folgen die Eltern dem Rat, stellen sie fest, dass ihr Kind tagelang nichts isst, und erkennen, dass sie diese Intervention beenden müssen. Weil die Anspannung während der Mahlzeiten zunimmt, wird das Kind immer ängstlicher und probiert neue Speisen immer widerstrebender aus.

Diese Kinder weigern sich unter Umständen, ganze Gruppen von Nahrungsmitteln zu essen – dies betrifft am häufigsten Gemüse, Obst und Fleisch. In extremen Fällen weigern sie sich sogar, eine bevorzugte Speise zu essen, wenn sie mit einem anderen Nahrungsmittel auf dem Teller in Berührung gekommen ist, nicht die richtige Temperatur hat oder nicht von einem bestimmten Restaurant oder Unternehmen hergestellt wird. In der Ernährung von Kindern, die kein Obst und Gemüse essen, fehlen häufig die Vitamine, und Kinder, die keine Milch trinken wollen und kein Fleisch essen, nehmen oft zu wenig Eiweiß, Zink und Eisen auf. Viele Kinder mit Sensorischer Nahrungsverweigerung bevorzugen eine Ernährung mit zuckerhaltigen Speisen oder salzigen Crackern; einige werden übergewichtig und können Probleme mit einem zu hohen Cholesterinspiegel entwickeln. Essen die Kinder keine Nahrungsmittel, die ein gründlicheres Kauen erfordern, wie etwa Fleisch, rohes Gemüse oder Obst, verzögert sich zudem die Entwicklung der Mundmotorik, was mit Problemen bei der Sprachentwicklung einhergehen kann.

Die folgende Fallgeschichte veranschaulicht, wie sich die Symptome der Sensorischen Nahrungsverweigerung von der Säuglingszeit bis ins Kleinkindalter entwickeln.

Beispiel:
Robert war 18 Monate alt, als er wegen seiner eingeschränkten Ernährung und Weigerung, neue Speisen auszuprobieren, für eine Evaluation an das multidisziplinäre Team für Fütterstörungen überwiesen wurde. Einige Nahrungsmittel, wie Eier und Erbsen, hatten schwere Würgeanfälle ausgelöst, als sie mit der Zunge in Berührung kamen, und manchmal hatte Robert bestimmte Speisen, die er nicht mochte, sogar erbrochen. Danach hatte er eine Vielzahl von Speisen abgelehnt. Zu den Nahrungsmitteln, die er akzeptierte, gehörten Joghurt, amerikanischer Käse, Reis-Cerealien, Cracker, Kekse, Waffeln, Pfannkuchen, Pasta, Bananen und geschnittene Birnen. Zu den Nahrungsmitteln, die er ablehnte, zählten Fleisch, Geflügel, Eier, Gemüse, die meisten Obstsorten und Pizza. Außerdem trank er dreimal am Tag eine Mischung aus angereicherter Fertigmilch für Kleinkinder. Sein Appetit war morgens am besten und abends, beim gemeinsamen Essen mit der Familie, am schlechtesten.

nicht mochte, zu unterscheiden, und weigerte sich, den Mund zu öffnen, wenn er die Speise nicht essen wollte.

Was Joshuas sensorisches Profil betraf, so geriet er in heftigen Distress, wenn seine Hände, sein Gesicht oder seine Kleidung schmutzig wurden. Er wollte, dass seine Hände oder sein Gesicht sofort gewaschen wurden und dass das betreffende Kleidungsstück entfernt wurde. Erst im Alter von fast drei Jahren fing er an, selber mit Besteck zu essen, und hatte große Angst davor, dass das Essen kleckern und er schmutzig werden könnte. Er konnte es nicht ertragen, wenn die Nahrungsmittel auf seinem Teller sich mischten, und benutzte jeweils einen anderen Löffel für jedes Nahrungsmittel. Er hatte eine Abneigung dagegen, auf Gras zu sitzen oder zu laufen, hatte aber keine Probleme damit, am Strand im Sand zu gehen oder zu spielen. Außerdem reagierte er sehr empfindlich auf bestimmte, vor allem laute Geräusche. Nachts wachte er auf, wenn der Müllwagen oder ein Schneepflug durch seine Straße fuhr – vor diesen Geräuschen hatte er Angst.

Verlauf der Fütterstörung

Die Prävalenz-Studie von Carruth und Kollegen (2004) zeigt, dass die Zahl der wählerischen Esser im Alter von 4 bis 24 Monaten stetig zunimmt. Wie die oben beschriebenen Fallgeschichten veranschaulichen, werden einige Kinder mit Sensorischer Nahrungsverweigerung bereits in den ersten Lebenswochen symptomatisch oder haben Schwierigkeiten mit der Einführung von Babynahrung. Die meisten Kinder fangen jedoch erst im Kleinkindalter an, ihre Nahrungsmittelauswahl einzuschränken, und weigern sich, neue Speisen auszuprobieren. Eine von Skinner, Carruth, Bounds und Ziegler (2002) durchgeführte Langzeitstudie über die Nahrungsmittelpräferenzen von Kindern kommt zu dem Ergebnis, dass sich anhand der Anzahl der im Alter von 4 Jahren bevorzugten Nahrungsmittel prognostizieren lässt, wie viele Nahrungsmittel die Kinder im Alter von 8 Jahren bevorzugen. Bei Kindern im Alter zwischen 2 und 4 Jahren besteht eine höhere Wahrscheinlichkeit, dass sie neue Speisen akzeptierten als bei Schulkindern. Diese Studien und meine klinischen Beobachtungen deuten darauf hin, dass die Kleinkindjahre entscheidend für die Entwicklung von Nahrungsmittelpräferenzen sind.

Wenn Kinder in dieser Entwicklungsphase ablehnend auf Speisen reagieren, scheint die Art und Weise, wie die Eltern mit dem Distress der Kinder umgehen und wie sie die Nahrungsverweigerung handhaben, eine wichtige Rolle dabei zu spielen, ob die Kinder die Angst vor neuen Speisen, die sie an die abgelehnten Nahrungsmittel erinnern, überwinden können. Kinder, die ängstlich bleiben, werden jede Speise meiden, die »Gefühlserinnerungen« an frühere Aversionserlebnisse wachzurufen scheint. Die meisten älteren Kinder mit Sensorischer Nahrungsverweigerung können nicht erklären, warum sie sich weigern, Speisen zu essen, die sie noch nie probiert haben. Sie sagen: »Ich weiß, das Essen schmeckt doof oder fühlt sich doof in meinem Mund an«, und sind verwirrt über ihre eigene Unfähigkeit, die Sache besser zu erklären. Da die meisten Kinder ihre Aversionserfahrungen als Kleinkinder machen, wenn sie noch nicht über die notwendige kognitive Reife verfügen, um Ursache und Wirkung verbal zu verknüpfen, bleiben offenbar nur Gefühlserinnerungen zurück. Diese werden durch den Anblick einer neuen Speise erweckt, die Assoziationen mit einem Essen auslöst, auf das sie im jüngeren Alter mit Abneigung reagiert haben. Nur wenige ältere Kinder können ihre Angst vor dem Ausprobieren bestimmter Speisen erklären. Ein aufgeweckter Siebenjähriger erklärte mir, warum er keine gelben Nahrungsmittel essen mochte. Dieser Junge, über den seine Mutter sagte, er habe bereits im Alter von einem Jahr in ganzen Sätzen gesprochen, erläuterte mir, dass seine Mutter ihm, als er klein gewesen sei (das hieß mit 18 Monaten), gelben Kürbis gegeben habe; davon habe er sich übergeben müssen und jetzt habe er Angst, dass andere gelbe Speisen denselben Effekt haben würden. Ein Elfjähriger sagte mir, er fürchte sich vor Fleisch, weil seine Mutter ihm, als er 5 Jahre alt gewesen war, Hühnchen gegeben habe, wovon er sich erbrechen musste, und das habe »sein Hirn unordentlich gemacht«.

Die meisten Kinder im Vorschulalter mit Sensorischer Nahrungsverweigerung sind in ihren Essensvorlieben sehr festgelegt und reagieren normalerweise sehr heftig und mit großer Aufregung, wenn die Erwachsenen versuchen, ihnen eine Speise aufzudrängen, die sie nicht mögen. Einer meiner kleinen Patienten kam weinend aus dem Kindergarten nach Hause und weigerte sich, am nächsten Tag wieder hinzugehen. Mit viel Geduld gelang es seinen Eltern schließlich, ihm zu entlocken, dass die Erzieherin gesagt hatte, er müsse genau wie alle anderen Kinder die angebotene Zwischenmahlzeit essen. Er erklärte seinen Eltern, dass er Angst habe und die Speise nicht essen könne; deshalb habe er angefangen zu weinen. Derselbe kleine Junge wollte nicht mit der übrigen Familie am Abendbrottisch sitzen, weil er den Essensgeruch nicht mochte und das Essen nicht anschauen wollte.

Es gibt allerdings einige Kinder im Vorschulalter, die sich zwar zuhause weigern, bestimmte Nahrungsmittel zu essen, aber animiert werden, die Sachen selbst zu probieren, wenn sie beobachten, wie ihre Freunde diese Dinge genussvoll verzehren (Birch, Zimmerman & Hind, 1980). Wie die Studie von Skinner und Kollegen (2002) zeigt, sind Kinder im Alter von 4 und 7 oder 8 Jahren im Allgemeinen relativ festgelegt, was ihre Vorlieben für bestimmte Nahrungsmittel betrifft. Im Alter von etwa 7 bis 8 Jahren scheinen sie sich ihrer Altersgenossen in sozialer Hinsicht stärker bewusst zu werden und einige macht es verlegen, dass sie Angst davor haben, bestimmte Nahrungsmittel zu essen, die ihre Freunde mit Genuss zu verzehren scheinen. Es ist ihnen peinlich, wenn sie bei Freunden zu Hause sind und sie sich vor den angebotenen Speisen fürchten. Sie vermeiden unter Umständen soziale Situationen, die Mahlzeiten umfassen, wie Übernachtungen bei Freunden oder Geburtstagsfeiern, und wenn sie älter werden, haben sie möglicherweise Angst, ins Sommerlager zu fahren. Bei einigen dieser Kinder führt die eingeschränkte Ernährung, die häufig aus süßen und salzigen Naschereien besteht und kein Gemüse, Obst oder Fleisch umfasst, weiterhin zu Kämpfen übers Essen mit den Eltern. Die Mahlzeiten können ungeheure Angst auslösen, nicht nur beim Kind, sondern auch bei anderen Familienmitgliedern, und führen häufig zu Auseinandersetzungen übers Essen. Einige Eltern finden sich mit der eingeschränkten Ernährung ihrer Kinder ab und geben ihnen Vitaminergänzungspräparate oder angereicherte Frühstücksgetränke. Sie versuchen, Restaurants zu finden, in denen sie etwas bestellen können, was das Kind isst, und packen spezielle Nahrungsmittel für das Kind ein, wenn sie verreisen.

Bei einigen Kindern führen die Angst vor dem Ausprobieren neuer Speisen und die sozialen Einschränkungen zu einer generalisierten Angst, zu Symptomen zwanghaften Verhaltens und zu Schulproblemen (Timimi et al., 1997). Andererseits berichten manche Eltern von Kindern mit Sensorischer Nahrungsverweigerung, dass sie selbst als kleine Kinder eine Vielzahl von Speisen nicht essen konnten, aber während ihrer Adoleszenz und im jungen Erwachsenenalter gelernt hätten, neue Nahrungsmittel auszuprobieren, und zwar hauptsächlich weil sie dazugehören und genauso sein wollten wie ihre Altersgenossen.

Ätiologie

Es gibt keine empirischen Studien, die die Ätiologie der Sensorischen Nahrungsverweigerung bei Säuglingen und Kleinkindern untersucht haben. Doch Forschungsarbeiten über Kinder im Vorschul- und Schulalter und mit Erwachsenen haben ergeben, dass Geschmacksempfindlichkeiten gegenüber der Bittersubstanz PROP (Propylthiouracil) und PTH (Phenylthioharnstoff) mit starken Nahrungsvorlieben und mit der Anzahl der Pilzpapillen und Geschmacksknospen auf der Zunge zusammenhängen (Duffy & Bartoshuck, 2000). Es liegen mehr und mehr Nachweise dafür vor, dass es drei Gruppen von »Schmeckern« gibt: Superschmecker, mittlere Schmecker und Nicht-Schmecker (Super-Taster, Medium-Taster und Non-Taster), die die Bitterkeit von PROP jeweils als stark bis extrem stark, als mittel und als schwach wahrnehmen. Reed und Kollegen (1999) haben den Gen-Ort charakterisiert, der die Empfindlichkeit gegenüber PROP beeinflusst, und Kim und Kollegen (2003) haben das Gen, das die PTH-Sensibilität bestimmt, identifiziert. Es gibt Hinweise darauf, dass der Superschmecker-Status sowohl eine hohe Dichte von Pilzpapillen und Geschmacksknospen als auch zwei dominante Allele des PROP-Gens voraussetzt (Bartoshuck et al., 2001). Verglichen mit Nichtschmeckern empfinden Superschmecker bei pfefferartigen Substanzen subjektiv ein stärkeres Brennen und eine größere Reizung, nehmen den Fettgehalt von fetthaltigen Nahrungsmitteln intensiver wahr und reagieren mit größerer Abneigung gegen Speisen mit hohem Fettgehalt. Studien von Miller und Reedy (1990) und von Essick, Chopra, Guest und McGlone (2003) zeigen, dass sich die Pilzpapillen auf der Zungenspitze der drei unterschiedlichen Schmecker-Gruppen sowohl in der Dichte als auch im Durchmesser unterscheiden; der Durchmesser nimmt linear zur Dichte ab, und die Superschmecker weisen die größte Dichte von Pilzpapillen auf. Diese Autoren stellen fest, dass sich Personen, die die PROP-Bitterkeit unterschiedlich stark wahrnahmen, auch darin unterschieden, wie ausgeprägt der Tastsinn der Zunge war. Personen, die die PROP-Bitterkeit als sehr stark bewerteten (Superschmecker), zeigten bei der Identifizierung unterschiedlicher Buchstaben des Alphabets, die man auf ihre Zunge legte, eine doppelt so feine taktile Wahrnehmung wie Nichtschmecker. Deshalb ist es wahrscheinlich, dass Superschmecker nicht nur bittere Geschmacksrichtungen erkennen, sondern auch eher die Körnigkeit oder Stückigkeit der Nahrung spüren und sensibler auf harte Bestandteile oder Verunreinigungen reagieren. Dieses Ergebnis hat mir verständlicher gemacht, warum ältere Kinder mit Sensorischer Nahrungsverweigerung erklären, dass ihnen sowohl der Geschmack als auch die Beschaffenheit der Nahrung unangenehm sind.

Zusätzlich zu diesen genetischen Studien, die auf die Vererbbarkeit von Geschmacks- und Texturempfindlichkeiten hindeuten, gibt es Studien über die Vererbbarkeit der Nahrungsmittel-Neophobie, also der Angst vor dem Probieren neuer Nahrungsmittel, die zu den Merkmalen der Sensorischen Nahrungsverweigerung gehört. Cooke, Haworth und Wardle (2007), die die Nahrungsmittel-Neophobie bei einer großen Gruppe von Zwillingen im Alter von 8 bis 11 Jahren untersuchen, schätzen, dass 78 Prozent erblich und 22 Prozent der Varianz durch nicht geteilte Umweltfaktoren bedingt sind. Eine Studie über die Vererbbarkeit der Nahrungsmittel-Neophobie von Knaapila und Kollegen (2007) untersucht finnische Familien und britische Zwillinge und kommt zu ähnlichen Ergebnissen. Knaapila et al. folgern, dass in beiden Populationen etwa zwei Drittel der Variation bei der Nahrungsmittel-Neophobie genetisch bedingt sind. Außerdem stellten Galloway, Lee und Birch (2003) fest, dass sich die Nahrungsmittel-Neophobie bei 7-jährigen Mädchen anhand von langanhaltenden, personenspezifischen (trait-like) physiologischen Variablen vorhersagen ließ, nämlich anhand der ausgeprägten Nahrungsmittel-Neophobie bei den Müttern der Mädchen und des hohen Angstniveaus der Mädchen selbst. Dieses letztere Ergebnis des hohen Angstniveaus bei diesen Kindern mit Nahrungsmittel-Neophobie stimmt mit meiner klinischen Erfahrung überein, dass Kinder mit Sensorischer Nahrungsverweigerung eher zur Angst neigen, die unter Umständen auch in anderen Bereichen zum Ausdruck kommt. So zeigen kleine Kinder vielleicht eine stärkere Trennungsangst, und ältere Kinder entwickeln unter Umständen eine Schulphobie, soziale Phobie oder Symptome zwanghaften Verhaltens, wie etwa ständiges Händewaschen. Ein adoleszenter Junge mit Sensorischer Nahrungsverweigerung berichtete mir, dass er, als er vor einem Hamburger saß (einer neuen Speise, die er zu erobern versuchte), spürte, wie sein Herz zu rasen begann, seine Hände schweißnass wurden und Übelkeit in ihm aufstieg. Er musste den Versuch, den Hamburger zu essen, abbrechen und aufstehen, um etwas anderes zu tun, bevor er sich von seiner Angst erholen konnte.

Obwohl die oben beschriebenen Studien darauf hindeuten, dass Geschmacks- und Tastempfindlichkeiten ebenso wie die Angst, neue Nahrungsmittel zu probieren, zu einem großen Teil genetisch beeinflusst sind, erklären sie nicht das ganze Bild der Sensorischen Nahrungsverweigerung. Leann Birch (1999) weisen darauf hin, dass mehrere Faktoren zur Entwicklung von Nahrungsvorlieben beitragen. Ihrer Ansicht nach hängt es von der Essens-Umwelt, einschließlich der Verfügbarkeit von Nahrung und den Fütterpraktiken der Erwachsenen ab, ob sich genetische Dispositionen in Nahrungsvorlieben, die eine gesunde Ernährung begünstigen, manifestieren. Das fängt mit dem Stillen im Gegensatz zum Milchersatz an. Sullivan und Birch (1994) belegen in einer Studie bei 4 bis 6 Monate alten Säuglingen, dass nach 10 Gelegenheiten zur Aufnahme von Gemüse alle Säuglinge ihre Nahrungsaufnahme signifikant steigerten. Obwohl sich die Babys anfangs nicht unterschieden, zeigten die mit Muttermilch gefütterten Säuglinge nach der Exposition einen höheren Anstieg bei der Aufnahme von Gemüse und hatten insgesamt ein höheres Aufnahmeniveau als die mit Milchersatz gefütterten Säuglinge. Man weiß, dass die Ernährung von Rattenbabys von der Ernährung der Mutter während der Laktation beeinflusst wird (Galef & Henderson, 1972); bekannt ist auch, dass die sensorischen Eigenschaften der menschlichen Muttermilch von der Ernährung der Mutter beeinflusst werden und zu Veränderungen führen, die vom Säugling wahrgenommen werden können. Die Säuglinge und Mütter in der Studie von Sullivan und Birch wurden allerdings nicht speziell auf wählerisches Essverhalten oder Nahrungsmittel-Neophobie untersucht. Von daher ist nicht klar, warum einige Babys gestillt wurden und andere Fertigmilch erhielten, wie sich die Mütter ernährten und ob irgendeines dieser Babys eine genetische Disposition für sensorische Nahrungsaversionen aufwies. Birch und Marlin (1982) stellen außerdem fest, dass 2-Jährige fünf bis zehnmal mit einem neuen Nahrungsmittel in Kontakt gekommen sein mussten, bis eine erhöhte Vorliebe für dieses Nahrungsmittel zu beobachten war. Die wiederholte Gelegenheit, ein neues Nahrungsmittel zu schmecken, verringerte die Nahrungsmittel-Neophobie, wohingegen die wiederholte Gelegenheit, es zu riechen oder zu sehen, diesen Effekt nicht hatte.

Dennoch spielt die Art und Weise, wie das Essen dargeboten wird, eine große Rolle dabei, ob die Kinder es akzeptieren (Fisher & Birch, 1999). Wenn Kinder bestimmte Speisen als Belohnung für erwünschte

Verhaltensweisen erhalten, führt dies zu einer stärkeren Vorliebe für diese Nahrungsmittel (Birch, Marlin & Rotter, 1984). Doch wenn Kinder Belohnungen fürs Essen erhalten (zum Beispiel: »Wenn du dein Gemüse aufisst, darfst du fernsehen«), nimmt die Vorliebe der Kinder für die Nahrungsmittel, die sie essen, um die Belohnung zu bekommen, ab (Newman & Taylor, 1992).

Man weiß seit langem, dass Menschen den Geschmack von Nahrungsmitteln mit den Konsequenzen assoziieren, die auf das Essen folgen. Wenn diese Konsequenzen positiv sind und nahrungssensorische Hinweisreize wiederholt mit positiven Erfahrungen im Anschluss an das Essen assoziiert werden, kann dies zu erlernten Präferenzen führen. Wie Schafe und Bernstein (1996) beschreiben, können andererseits negative Folgen im Magen-Darm-Trakt, wie Übelkeit und Erbrechen, zu erlernten Abneigungen führen. Nachdem sich eine Aversion herausgebildet hat, vermeidet die Person die Speise und eine einzige aversive Erfahrung kann zur Folge haben, dass dieses Nahrungsmittel jahrzehntelang gemieden wird (Garb & Stunkard, 1974; Logue, Ophir & Straus, 1981; Schafe & Bernstein, 1996). Mattes (1991) stellt Familienähnlichkeiten bei der Entwicklung von Nahrungsaversionen fest, wobei einige Familien stärker zu erlernten Nahrungsaversionen neigten als andere. Er berichtet auch, dass Abneigungen sich am ehesten gegen Nahrungsmittel mit tierischem Eiweiß herausbilden: Am häufigsten traten Aversionen gegen Eier, Fleischsorten und Meeresfrüchte auf. Birch (1999) wirft in ihrer Übersicht über die Entwicklung von Nahrungsvorlieben die Frage auf, ob Kinder mit chronischer Fütterproblematik, die als pingelige oder mäkelige Esser beschrieben werden, vielleicht aufgrund von multiplen erlernten Nahrungsaversionen zu einer eingeschränkten Ernährung gelangen.

Ich habe die Ergebnisse der oben beschriebenen Studien mit meinen klinischen Erfahrungen verbunden und ein Gen-Umwelt-Interaktionsmodell für ein besseres Verständnis der Sensorischen Nahrungsverweigerung entwickelt. Nach diesem Modell können Kinder mit genetisch bedingten Empfindlichkeiten gegenüber Geschmack, Struktur, Temperatur oder Geruch von bestimmten Speisen mit Widerwillen reagieren, wenn sie diese Nahrungsmittel aufnehmen. Relativ leichte Reaktionen zeigen sich am Verziehen des Gesichtes des Kindes, während es in schwereren Fällen zum Ausspucken der Nahrung, zum Würgen und Erbrechen kommt. Wenn das Kind außerdem eine angeborene Vulnerabilität dafür hat, ängstlich zu werden (wie die genetischen Studien über

Nahrungsmittel-Neophobie nahelegen), wird es die abgelehnte Nahrung mit der Erfahrung assoziieren, dass es sie ausspucken muss, dass es würgt oder sich erbricht, und Angst davor entwickeln, die Speise erneut zu essen. Ängstliche Kinder werden die Ablehnungsreaktion gegenüber einem bestimmten Nahrungsmittel zudem verallgemeinern und auf andere Nahrungsmittel von ähnlicher Farbe oder ähnlichem Aussehen übertragen und folglich mit Nahrungsverweigerung auf ganze Gruppen von Nahrungsmitteln reagieren. Sie werden sich davor fürchten, neue Speisen zu probieren, weil sie Angst haben, dass die neue Speise eine aversive Reaktion bei ihnen hervorrufen wird.

Diese Fütterstörung kann im ersten Lebensjahr symptomatisch werden und erstaunlicherweise haben bereits sehr junge Säuglinge die Fähigkeit, durch Assoziation zu lernen – was sich an ihrem Verhalten zeigt: Sie weigern sich, aus der Flasche zu trinken, wenn sie mit Widerwillen auf den Inhalt der Flasche reagieren, aber sie akzeptieren möglicherweise Löffelkost oder umgekehrt. Wenn die Eltern die Nahrungsverweigerung ihres Säuglings nicht verstehen und sich angestrengt bemühen, das Kind zum Akzeptieren der Nahrung zu bewegen, indem sie ihm gut zureden, mit ihm verhandeln, ihm drohen oder Zwang anwenden, wird das Kind immer ängstlicher reagieren, und die Auswahl der akzeptierten Nahrungsmittel wird immer kleiner. Eltern und Kinder geraten in einen Teufelskreis aus Machtkämpfen, bei denen sich alle Beteiligten hilflos und frustriert fühlen.

Behandlung

Da keine empirischen Studien systematisch untersucht haben, wie man Säuglinge und Kleinkinder mit Sensorischer Nahrungsverweigerung am besten behandelt, habe ich durch meine klinische Erfahrung gelernt, dass Eltern eher in der Lage sind, Anregungen zum Umgang mit ihrem Kind zu befolgen, wenn sie die Probleme des Kindes besser verstehen. Deshalb beginne ich die Intervention für gewöhnlich, indem ich die Fütter- und Essgeschichte der Eltern erforsche, um die Schwierigkeiten, die das Kind mit der Beschaffenheit, dem Geschmack, der Temperatur oder dem Geruch von bestimmten Nahrungsmitteln hat, mit den Problemen zu verknüpfen, die der eine oder andere Elternteil vielleicht aus der eigenen Kindheit kennt. Dann skizziere ich das oben beschriebene Gen-

Umwelt-Modell, damit die Eltern besser verstehen, dass ihr Kind wahrscheinlich besonders viele Geschmacksknospen und Sinnesrezeptoren für Geschmack, Konsistenz und Geruch hat, wodurch es bestimmte Eigenschaften bestimmter Nahrungsmittel intensiver wahrnimmt, und infolge dieser erhöhten Sensibilität mit Widerwillen auf diese Nahrungsmittel reagiert. Nach dieser Vorarbeit gebe ich konkrete Empfehlungen, wie die Eltern ihrem Kind am besten helfen können.

Wenn Säuglinge oder Kleinkinder starke Abneigung gegenüber einem neuen Nahrungsmittel zeigen – also zum Beispiel das Essen ausspucken, würgen oder sich erbrechen – ist es das Beste, wenn die Eltern darauf verzichten, dem Kind diese Nahrung vorzusetzen. Wird das Kind dem abgelehnten Nahrungsmittel wiederholt ausgesetzt, erhöht sich die Wahrscheinlichkeit, dass sich seine Angst und Nahrungsverweigerung verstärken. Wenn das Baby hingegen einfach nur das Gesicht verzieht, können die Eltern ihm die abgelehnte Speise bei anderer Gelegenheit erneut kredenzen und ihm eine kleine Menge des abgelehnten Nahrungsmittels zusammen mit einer bevorzugten Speise anbieten. Eine allmähliche Steigerung des abgelehnten Nahrungsmittels über einen Zeitraum von mehreren Mahlzeiten kann dem Säugling ermöglichen, sich an die neue Speise zu gewöhnen.

Bei Kleinkindern erweist es sich im Allgemeinen als wirkungsvoller, wenn die Eltern eine Vorbildfunktion übernehmen, indem sie selbst neue Speisen ausprobieren, und warten, bis das Kind von sich aus fragt, ob es auch davon kosten darf, als wenn sie dem Kind einfach neue Speisen vorsetzen und es auffordern, davon zu probieren. Es gibt keine größere Herausforderung für ein Kleinkind, als wenn die Eltern ihm eine Speise, die sie selbst zu genießen scheinen, nicht anbieten. Je schwieriger die Eltern es dem Kind machen, an ihr Essen heranzukommen, desto mehr wird das Kind danach verlangen. Ich rate Eltern, dass sie dem Kind, wenn es ihr Essen möchte, sagen sollen: »Das ist Mamas oder Papas Essen, aber ich gebe dir einen kleinen Happen davon ab.« Für gewöhnlich ist das Kind so begierig darauf, das Essen zu bekommen, dass es sich nicht so stark auf den Geschmack oder die Struktur des Nahrungsmittels konzentriert. Wenn die Eltern hinsichtlich der Frage, ob das Kind die angeforderte Speise mag oder nicht, neutral bleiben, wird das Kind ebenfalls neutral bleiben und entscheiden, ob es das Essen mag oder nicht. Wenn die Kostprobe vom Essen der Eltern auf Abneigung beim Kind stößt, wird es das Essen ausspucken und es nicht wieder probieren wollen, aber es wird keine Angst davor haben, die Eltern um eine andere Kostprobe von ihren Tellern zu bitten. Wenn die Eltern dem Kind hingegen eine neue Speise auf seinem Teller anbieten en und es bitten, davon zu probieren, ist das Kind unter Umständen sehr geneigt, das Essen abzulehnen. Kinder im Allgemeinen und Kleinkinder im Besonderen sind eher bereit, neue Speisen auszuprobieren, wenn sie selbst die Kontrolle haben.

Wenn Kinder einmal Angst davor haben, neue Speisen auszuprobieren, wird die Auswahl der akzeptierten Nahrungsmittel immer eingeschränkter, und im Alter von 3 bis 4 Jahren lassen sich viele Kinder nicht mehr davon beeinflussen, was die Eltern essen. Gelegentlich sind kleine Kinder vielleicht bereit, neue Speisen in einem Kindergarten- oder Vorschulsetting auszuprobieren, doch wahrscheinlich reagieren sie eher ängstlich auf soziale Situationen und versuchen, gemeinsames Essen mit anderen zu vermeiden. Kinder im Vorschulalter, die nur eine begrenzte Auswahl von Nahrungsmitteln akzeptieren und sich vor dem Ausprobieren neuer Speisen fürchten, stellen eine besondere Herausforderung für die Behandlung dar. Hier ist es mitunter das Beste, wenn die Eltern weiterhin verschiedenste Nahrungsmittel essen, ohne sie dem Kind anzubieten, und sich dem Kind anpassen, indem sie immer Speisen vorbereiten, die es ohne Angst essen kann. Das Beste ist, man vermeidet jeden Konflikt, indem man die begrenzte Nahrungsauswahl des Kindes gar nicht zum Thema macht. Weil man die Nahrungsmittel, die diese Kinder essen, zum Teil an einer Hand abzählen kann, und die Kinder sie nach einer Weile leicht über haben, wenn sie sie mehrere Tage hintereinander essen, sollte man diese Speisen im Wechsel von einer Mahlzeit zur nächsten oder von einem Tag zum nächsten anbieten.

Diese Empfehlungen können für Eltern sehr schwer umzusetzen sein, vor allem wenn das Kind nur eine eingeschränkte Auswahl an Nahrungsmitteln isst und ihm wesentliche Spurenelemente fehlen. Deshalb ist es wichtig, die Nahrungsaufnahme des Kindes zu analysieren und die fehlenden Nährstoffe zu ergänzen. Für Säuglinge gibt es Milchersatzpräparate, die alle wichtigen Nährstoffe enthalten, und für Kleinkinder und Kinder sind pädiatrische Milchersatzstoffe erhältlich, die wesentliche Nährstoffe für das Wachstum liefern. Manchmal ist es nicht leicht, eine Fertigmilch zu finden, die das Kind akzeptiert, und die Eltern müssen vielleicht verschiedene Geschmacksrichtungen oder verschiedene Sorten anbieten, bevor das Kind in der Lage ist, diese Milch zu trinken. Bei

Kindern, die hauptsächlich Gemüse und Obst meiden, aber Milch trinken, können Vitamin-Ergänzungsmittel ratsam sein. Auf alle Fälle ist eine gründliche Analyse der Ernährung des Kindes erforderlich, damit man bestimmen kann, welche Nährstoffe ergänzt werden müssen. Die Nahrungsergänzungsmittel bieten ein »Sicherheitsnetz« für das Wachstum des Kindes und ermöglichen den Eltern, den Konflikt ums Essen innerhalb der Familie zu neutralisieren.

Nachdem diese Grundlage gelegt ist, brauchen die Eltern Hilfe bei der Frage, wie sie die Mahlzeiten in der Familie organisieren sollen und wie sie ihrem Kind helfen können, trotz seiner Probleme mit bestimmten Nahrungsmitteln zu einer inneren Regulation des Essens zu finden. Man stellt den Eltern die Fütterrichtlinien vor, die ausführlich im vorangehenden Kapitel über kindliche Anorexie beschrieben wurden. Weil Kinder mit Sensorischer Nahrungsverweigerung bei den Mahlzeiten häufig ängstlich und ruhelos werden, müssen sie lernen, am Tisch zu sitzen und sich zu entspannen. Das erfordert häufig eine Auszeit, damit das Kind sich selbst beruhigt, wie ebenfalls im letzten Kapitel dargelegt. Viele Kinder mit Sensorischer Nahrungsverweigerung zeigen auch eine starke Vorliebe für süße Naschereien und Bonbons. Den Eltern wird geraten, die »Süße« dieser Nahrungsmittel zu neutralisieren, indem sie kleine Mengen davon zu einem Teil der Mahlzeit machen, sie jedoch nicht bei jeder Mahlzeit auftischen und dem Kind erlauben, die Süßigkeit zuerst zu essen, wenn es das möchte. Es sollte allerdings keine Bonbons oder andere süßen Naschereien außerhalb der regulären Mahlzeiten und Zwischenmahlzeiten geben. Die Eltern sind oft überrascht, dass ihre kleinen Kinder das Interesse an diesen süßen Sachen verlieren, sobald sie nichts Besonderes mehr sind und nicht mit einem »Extravergnügen« assoziiert werden. Eine Mutter von zwei kleinen Mädchen, von denen eines unter einer schweren Fütterproblematik litt, war besorgt, weil die Kinder sie den ganzen Tag lang um M&M-Bonbons anbettelten. Ich riet ihr, einige M&Ms zusammen mit der übrigen Nahrung auf die Teller der Kinder zu packen. Zur Überraschung der Mutter vergaßen die Kinder schon nach drei Tagen ihre M&Ms und ließen sie liegen.

Da einige Kleinkinder mit Sensorischer Nahrungsverweigerung alle Nahrungsmittel vermeiden, die gründlicheres Kauen erfordern, wie hartes Gemüse oder Fleisch, verzögert sich ihre mundmotorische und sprachliche Entwicklung. Diese Kinder können von einer mundmotorischen Behandlung und Sprachtherapie profitieren.

Wenn es bei den Mahlzeiten nicht mehr zu Konflikten kommt, fangen einige Kinder an, sich zu entspannen und bitten vielleicht sogar darum, eine neue Speise, die ihre Eltern und Geschwister essen, auch probieren zu dürfen. Andere bleiben allerdings bei ihrer eingeschränkten Nahrungsauswahl und brauchen Nahrungsergänzungen, um ihre Ernährungsdefizite auszugleichen. Manche Kinder, die ich im Vorschulalter kennenlernte, kehrten im Alter von 7 bis 10 Jahren in die Behandlung zurück und wollten daran arbeiten, ihre Angst vor dem Ausprobieren neuer Speisen zu überwinden. Diese älteren Kinder stellten eine Rangordnung für die Nahrungsmittel auf, die zu essen sie lernen wollten. Bei dieser Hierarchie erhält jedes Nahrungsmittel eine Zahl, die anzeigt, wie furchteinflößend es ist, diese Speise zu essen, wobei 10 für *extrem furchterregend* und 1 für *am wenigsten furchterregend* steht. Dann beginnen die Kinder mit dem am wenigsten furchterregenden Nahrungsmittel und erhalten einen »Mut-Punkt« für jeden Bissen von dem neuen Essen, das sie ausprobieren. Für die ersten zehn Punkte erhalten sie eine Belohnung und dann zum Schluss noch einmal, wenn sie 50 Punkte gesammelt und gelernt haben, die neue Speise zu essen. Ich habe die Erfahrung gemacht, dass die Kinder, wenn sie einmal 50 Bissen von einer neuen Speise gekostet haben, normalerweise fähig sind, die Nahrung in ihren Speiseplan aufzunehmen und mit dem nächsten unbekannten Nahrungsmittel zu beginnen. Die Eltern fungieren als »Coach«, indem sie das Essen einkaufen oder zubereiten und dem Kind helfen, wenn es die neue Speise probiert. Das Kind trifft jedoch die Entscheidung darüber, wie viele Bissen es bei jedem Versuch essen will. Anfangs nehmen die Kinder häufig nur ein oder zwei Bissen zu sich und kämpfen oft mit dem Geschmack und der Konsistenz der neuen Speise, bis sie 15 bis 20 Bissen probiert haben. Gelegentlich sind sie überrascht, dass das neue Essen ganz gut schmeckt, und gelegentlich stellen sie fest, dass sie mehr als 50 Bissen brauchen, bis sie sich mit der neuen Speise wirklich wohl fühlen. Im Allgemeinen verläuft die Desensibilisierung für neue Nahrungsmittel langsam, aber die Kinder gewinnen immer mehr Mut und erobern sich allmählich eine Speise nach der anderen.

Der folgende Fall illustriert die Entwicklung der Symptome, die Diagnostik durch unser multidisziplinäres Team und die Behandlung eines Kleinkindes mit Sensorischer Nahrungsverweigerung.

Beispiel:
Cathy war zweieinhalb Jahre alt, als sie beim Multidisciplinary Feeding Disorders Team vorstellig wurde, weil sie sich weigerte, Gemüse, Obst und Fleisch zu essen. Ihre Eltern hatten angefangen, ihr täglich ein Multivitaminpräparat zu geben, aber sie machten sich Sorgen, dass andere wesentliche Nährstoffe in der begrenzten Nahrungsmittelauswahl fehlten. Außerdem waren sie beunruhigt wegen Cathys Sprachentwicklung, weil niemand außerhalb der Familie verstehen konnte, was sie sagte. Ihre tägliche Ernährung bestand aus Frühstücksflocken oder Pfannkuchen am Morgen, Erdnussbutterbroten, etwas Käse (der amerikanisch sein musste), Nudeln, Kuchen, Eis und Milch am übrigen Tag.

Ihre Fütterprobleme setzten ein, als sie Babynahrung erhalten sollte. Sie akzeptierte die mit Obst gesüßte Babynahrung, verzog aber das Gesicht, wenn sie Babynahrung mit Gemüse essen sollte und spuckte das Essen aus. Sie würgte, als sie Babynahrung mit Fleischstückchen bekam. Im Alter von 9 Monaten erhielt Cathy weiche Speisen vom Familientisch, die sie nur akzeptierte, wenn sie sie selber mit den Fingern essen durfte. Sie hatte einen weiteren Würgeanfall, als ihr im Alter von 15 Monaten grüne Bohnen vorgesetzt wurden, und weigerte sich im Anschluss daran, irgendeine grüne Gemüse- oder Obstsorte zu essen. Fleisch probierte sie überhaupt nicht und geriet in ernsthaften Distress, wenn die Eltern, Mr. und Mrs. Long, ihr irgendeine Speise auf den Teller legten, die sie nicht mochte. Als ihre Eltern darauf bestanden, dass sie zumindest einen Bissen von der neuen Speise probieren solle, bevor sie vom Tisch aufstand, weinte Cathy während der gesamten Mahlzeit und aß überhaupt nichts, nicht einmal von ihren bevorzugten Speisen. Mr. und Mrs. Long hatten erhebliche Meinungsverschiedenheiten darüber, wie man mit Cathys Nahrungsverweigerung umgehen sollte. Mr. Long hatte als Kind lange unter ähnlichen Nahrungsabneigungen gelitten und wollte, dass sie Cathy in Ruhe ließen. Mrs. Long machte sich große Sorgen um Cathys Gesundheit, weil sie so wenig aß, und versuchte, Cathy mittels Zureden, Bestechen, Ablenken und Drohen dazu zu bringen, eine neue Speise wenigstens zu probieren. Beide Eltern erlebten die Mahlzeiten als sehr belastend und hatten das Gefühl, dass Cathy immer starrer in ihren Vorlieben und Abneigungen wurde.

Die Beobachtung der Füttersituation offenbarte einen intensiven Konflikt zwischen Cathy und Mrs. Long bezüglich der verschiedenen Nahrungsmittel, die Cathy ablehnte. Cathy aß gut, solange die Mutter ihr die bevorzugten Speisen vorsetzte, weinte aber und schob das Essen weg, wenn sie es nicht mochte. Die Beobachtung des freien Spiels zeigte eine innige Beziehung, die sich durch ein liebevolles Geben und Nehmen zwischen Cathy und ihren Eltern auszeichnete.

Die Ernährungsbewertung zeigte, dass Cathys Wachstum auf der 30. Perzentile in Bezug auf die Höhe und auf der 25. Perzentile in Bezug auf das Gewicht lag, während der Kopfumfang auf der 30. Perzentile lag. Obwohl Cathy eine ausreichende Kalorienzahl zu sich nahm, erhielt sie nicht genügend Zink und Eisen, und ohne das Multivitaminpräparat fehlten mehrere Vitamine in ihrer Ernährung.

Die Bewertung der Mundmotorik ergab, dass Cathy ein unreifes Kaumuster hatte, das wahrscheinlich der Grund dafür war, dass sie zu wenig Übung mit dem Kauen knuspriger und zäher Nahrungsmittel hatte. Diese Verzögerung in der oralmotorischen Entwicklung wurde auch als mögliche Ursache für ihre verzögerte Sprachentwicklung eingeschätzt.

Die Ernährungsberaterin des Teams empfahl, dass die Eltern mit Zink und Eisen angereicherte Vitaminpräparate besorgen sollten, um die Ernährungsdefizite bei Cathy auszugleichen. Die Beschäftigungstherapeutin hatte den Eindruck, dass Cathys Mundmotorik keinerlei Beeinträchtigungen aufwies und sie mit etwas Übung ein reiferes Kaumuster entwickeln würde. Sie empfahl allerdings, dass man Cathy durch eine Sprachtherapie bei ihren Artikulationsproblemen helfen sollte. Nach Auffassung des Gastroenterologen war Cathys Wachstum normal und ihr gesundheitlicher Allgemeinzustand gut. Die Psychiaterin erklärte Mr. und Mrs. Long die Diagnose der Sensorischen Nahrungsverweigerung und forderte die Eltern auf, zu einer weiteren Besprechung zu kommen, um weitere Vorschläge für den Umgang mit Cathys Nahrungsverweigerung und für die Familienmahlzeiten zu besprechen.

Man machte Mr. und Mrs. Long den Vorschlag, Cathy nur diejenigen Nahrungsmittel anzubieten, die sie in der Vergangenheit bereitwillig akzeptiert hatte, was bedeutete, dass Mrs. Long getrennte Mahlzeiten für ihre Tochter zubereiten musste. Mrs. Long durfte Cathy fragen, was sie essen wollte, doch nachdem Cathy ihre Wahl getroffen hatte, sollte Mrs. Long ihr genau dieses Gericht vorsetzen. Falls Cathy sich als schwierig erwies und sich nicht entscheiden wollte, sollte Mrs. Long diese Entscheidung an ihrer Stelle treffen und eine der Speisen auswählen, die Cathy in der Vergangenheit akzeptiert hatte. Nachdem Mrs. Long das Essen zubereitet und auf den Tisch gebracht hatte, konnte sie Cathy keine weiteren Wahlmöglichkeiten bieten. Die Eltern sollten ihre reguläre Mahlzeit einnehmen, ohne Cathy etwas davon zu anzubieten. Falls Cathy um eine Kostprobe bat, durften sie ihr nur ein kleines Stück von ihrem Essen anbieten und sagen: »Das ist Mamas Essen, aber ich gebe dir ein kleines Stück ab.« Sie sollten Cathy weder loben, wenn sie das Essen mochte, noch enttäuscht reagieren, wenn sie es nicht mehr haben wollte.

Die Fütterrichtlinien (beschrieben in dem Kapitel über Infantile Anorexie) wurden mit Mr. und Mrs. Long besprochen. Die Eltern einigten sich mühelos auf einen Essensplan mit regulären Mahlzeiten und einer Zwischenmahlzeit am Nachmittag, sahen aber Probleme voraus, weil Cathy wahrscheinlich nach Bonbons und Eis verlangen würde, wenn sie ins Einkaufszentrum fuhren oder auch, wenn ihr einfach der Sinn nach einer Belohnung stand. Man riet ihnen, ihrer Tochter an einigen Tagen Eis und Süßigkeiten anzubieten und Cathy entscheiden zu lassen, ob sie die Naschereien zu Anfang oder im weiteren Verlauf der Mahlzeit essen wollte. Wenn sie jedoch außerhalb der Mahlzeiten nach Süßigkeiten verlangte, sollten sie sagen: »Bei einer der nächsten Mahlzeiten gibt es auch ein paar Süßigkeiten.« Außerdem antizipierten die Eltern Probleme damit, Cathy bis zum Ende der Mahlzeit am Tisch zu halten. Die Therapeutin ging die Time-Out-Methode mit ihnen durch (ebenfalls beschrieben im Kapitel über Infantile Anorexie) und riet ihnen, Cathy zu erklären, dass von ihr erwartet wurde, am Tisch sitzen zu bleiben, bis »Mamas und Papas Bauch voll ist«. Falls sie weiterhin vom Tisch aufstand, würden sie ihr nur eine einzige Verwarnung geben und dann eine Auszeit verhängen. Es sei sehr wichtig, erläuterte die Therapeutin, dass Cathy nach Beendigung der Auszeit an den Tisch zurückkehrte – die Eltern sollten gemeinsam mit ihr sitzen bleiben und noch mindestens fünf Minuten weiter essen, damit sie verstand, was von ihr erwartet wurde.

Nach drei Wochen kamen Mr. und Mrs. Long zu einer weiteren Sitzung, um zu besprechen, wie Cathy auf die vorgeschlagenen Veränderungen reagiert hatte. Sie berichteten, dass sie auf die Frage, was sie essen wolle, um Nahrungsmittel gebeten habe, die sie dann anschließend ablehnte. Mrs. Long hatte entschieden, sie nicht mehr zu fragen und selbst die Auswahl für Cathy zu treffen. Das hatte die Mahlzeiten sehr viel leichter gemacht, und es gab keinen Streit mehr darüber, was Cathy aß. Sie hatten ihr nichts von ihrem eigenen Essen angeboten und Cathy hatte nicht darum gebeten, einmal kosten zu dürfen. Wie vorausgesagt, war es Cathy sehr schwer gefallen, an ihrem Platz zu bleiben, und sie hatte ihre erste

Auszeit erhalten, weil sie aufgestanden und herumgelaufen war. Sie lernte jedoch schnell und akzeptierte, dass sie warten musste, bis »Mamas und Papas Bauch voll ist«. Die Eltern waren überrascht, dass Cathy nicht mehr um Süßigkeiten bat, seitdem sie bei einigen Mahlzeiten ein paar Naschereien auf ihrem Teller fand. Mehr Schwierigkeiten hatte sie damit, dass sie kein Eis bekam, wenn sie ins Einkaufszentrum fuhren. Alles in allem waren die Eltern sehr erleichtert, dass sie wieder ein bisschen Ordnung in ihr Leben gebracht hatten und die Mahlzeiten wesentlich stressfreier verliefen. Die Therapeutin erinnerte Mr. und Mrs. Long noch einmal daran, wie sie sich verhalten sollten, falls Cathy darum bat, vom Essen der Eltern probieren zu dürfen: Die Eltern sollten ihr nur eine kleine Kostprobe davon abgeben und neutral darauf reagieren, wenn sie die Speise mochte oder nicht. Sie durften ihr nur dann mehr geben, wenn sie von sich aus um mehr bat.

Bei der letzten Sitzung berichteten Mr. und Mrs. Long, dass Cathy mit Hilfe der Sprachtherapie gute Fortschritte gemacht habe und sich im Alter von 3 Jahren gut artikulieren konnte. Nachdem die Eltern ihrer Tochter etwa zwei Monate lang keine neuen Nahrungsmittel angeboten hatten, überraschte Cathy ihre Mutter durch die Frage, ob sie ihr etwas von ihrem Pfirsich abgeben würde. Der Geschmack gefiel ihr und sie bat an einem anderen Tag um eine weitere Kostprobe. Allmählich fing sie an, weiches Obst ohne Schale zu essen und nach einigen Monaten probierte sie Chicken-Nuggets. Die Auswahl ihrer Nahrungsmittel erweiterte sich, und als sie im Alter von 3 Jahren in den Kindergarten kam, probierte sie dort mehrere Nahrungsmittel aus, die sie zu Hause nicht angerührt hatte. Ihre Ernährung wurde ausgewogener, dennoch war Cathy im Alter von 4 Jahren noch nicht in der Lage, genauso viele verschiedene Nahrungsmittel zu essen wie der Rest der Familie.

Differentialdiagnose und Komorbidität

Wie im Kapitel über Infantile Anorexie erörtert, treten sowohl die Sensorische Nahrungsverweigerung als auch die Infantile Anorexie hauptsächlich in reiner Form auf, können allerdings auch gemeinsam vorkommen. Obwohl Kinder mit rein Sensorischer Nahrungsverweigerung in der Regel einen gesunden Appetit haben, wenn man ihnen ihre bevorzugten Speisen vorsetzt, sind Kinder mit komorbider Sensorischer Nahrungsverweigerung und Infantiler Anorexie möglicherweise nicht nur wählerisch bezüglich der Nahrungsmittel, die sie bereitwillig akzeptieren, sondern essen unter Umständen auch nur sehr wenig. Diese Kinder können untergewichtig werden, weil sie auch ihre Hungergefühle schlecht wahrnehmen, was kennzeichnend für die Infantile Anorexie ist. Wenn diese Kinder vorstellig werden, ist es sehr wichtig, beide Fütterstörungen zu diagnostizieren und zu behandeln, worauf ich ausführlicher im Kapitel über Komorbidität und komplexe Formen von Fütterstörungen eingehen werde.

Einige Säuglinge oder Kleinkinder fürchten sich so sehr vorm Essen, nachdem sie die Erfahrung einer angstbesetzten Erfahrung (aversiven Erfahrung) gemacht haben – zum Beispiel heftig würgen oder sich erbrechen mussten, oder nachdem man ihnen ein abgelehntes Nahrungsmittel aufgezwungen hatte –, dass sie eine Posttraumatische Fütterstörung entwickeln, die ich in Kapitel 6 beschreibe.

Wie in diesem Kapitel ausgeführt, ist die Nahrungsmittel-Neophobie (die Angst vor dem Probieren neuer Speisen) ein Teil des Problems bei der Sensorischen Nahrungsverweigerung, und viele der Kinder werden sehr ängstlich, wenn die Mahlzeiten näher rücken. Bei einigen Kindern kommt die Angst in anderen Bereichen zum Ausdruck, zum Beispiel bei kleinen Kindern als Trennungsangst oder bei älteren Kindern als Schulangst. Andere Kinder fürchten sich möglicherweise vor Käfern oder Hunden und einige entwickeln Symptome von Zwangsstörungen, waschen sich zum Beispiel sehr häufig die Hände, reihen Gegenstände in einer bestimmten Anordnung auf oder reagieren sehr aufgebracht, wenn das, was sie tun, nicht perfekt ist. Diese Angststörungen sind häufig mit intensiven familiären Konflikten ums Essen verknüpft. Deshalb ist es wichtig, den Familienkonflikt zur Essenszeit zu neutralisieren und auf die Angst des Kindes einzugehen, wenn es nicht auf die oben beschriebenen Interventionen reagiert.

Literaturhinweise

Bartoshuk, L. M., Duffy, V. B., Fast, K., Kveton, J. F., Lucchina, L. A., Phillips, M. N., et al. (2001). What makes a supertaster? [Abstract]. *Chemical Senses, 26,* 1074.

Birch, L. L. (1999). Development of food preferences. *Annual Review of Nutrition, 19,* 41–62.

Birch, L. L., & Marlin, D. W. (1982). I don't like it; I never tried it: Effects of exposure to food on two-year-old children's food preferences. *Appetite, 4,* 353–360.

Birch, L. L., Marlin, D. W., & Rotter, J. (1984). Eating as the »means« activity in a contingency: Effect on young children's food preference. *Child Development, 55*, 432–439.

Birch, L. L., Zimmerman, S., & Hind, H. (1980). The influence of social-affective context on preschool children's food preferences. *Child Development, 51*, 856–861.

Carruth, B. R., Ziegler, P. J., Gordon, A., & Barr, S. I. (2004). Prevalence of picky eaters among infants and toddlers and their caregivers' decisions about offering a new food. *Journal of the American Dietetic Association, 104* (Suppl. 1), S. 57–S. 64.

Chatoor, I., & Ammaniti, M. (2007). A classification of feeding disorders of infancy and early childhood. In W. E. Narrow, M. B. First, P. Sirovatka, & D. A. Regier (Hrsg.), *Age and gender considerations in psychiatric diagnosis: A research agenda for DSM-V* (227–242). Arlington, VA: American Psychiatric Press.

Cooke, L. J., Haworth, C. M., & Wardle, J. (2007). Genetic and environmental influences on children's food neophobia. *The American Journal of Clinical Nutrition, 86*, 428–433.

Dovey, T. M., Staples, P. A., Gibson, E. L., & Halford, J. C. (2007). Food neophobia and ›picky/fussy‹ eating: A review. *Appetite, 50* (2–3), 181–193.

Duffy, V. B, & Bartoshuk, L. M. (2000). Food acceptance and genetic variation in taste. *Journal of the American Dietetic Association, 100*, 647–655.

Essick, G. K., Chopra, A., Guest, S., & McGlone, F. (2003). Lingual tactile acuity, taste perception, and the density and diameter of fungiform papillae in female subjects. *Physiology & Behavior, 80*, 289–302.

Fisher, J. O., & Birch, L. L. (1999). Restricting access to a palatable food affects children's behavioural response, food selection, and intake. *The American Journal of Clinical Nutrition, 69*, 1264–1272.

Galef, B. G., & Henderson, P. W. (1972). Mother's milk: A determinant of the feeding preferences of weaning rat pups. *Journal of Comparative and Physiological Psychology, 78* (2), 213–219.

Galloway, A. T., Lee, Y., & Birch, L. L. (2003). Predictors and consequences of food neophobia and pickiness in young girls. *Journal of the American Dietetic Association, 103*, 692–698.

Garb, J. L., & Stunkard, A. J. (1974). Taste aversions in man. *The American Journal of Psychiatry, 131*, 1204–1207.

Jacobi, C., Agras, W. S., Bryson, S., & Hammer, L. D. (2003). Behavioral validation, precursors, and concomitants of picky eating in childhood. *Journal of the American Academy of Child and Adolescent Psychiatry, 42* (1), 76–84.

Kim, U., Jorgenson, E., Coon, H., Leppert, M., Risch, N., & Drayna, D. (2003). Positional cloning of the human quantitative trait locus underlying taste sensitivity to phenylthiocarbamide. *Science, 299*, 1221–1225.

Knaapila, A., Tuorila, H., Silventoinen, K., Keskitalo, K., Kallela, M., Wessman, M., et al. (2007). Food neophobia shows heritable variation in humans. *Physiology & Behavior, 91*, 573–578.

Logue, A. W., Ophir, I., & Strauss, K. (1981). The acquisition of taste aversions in humans. *Behaviour Research and Therapy, 19*, 319–333.

Marchi, M., & Cohen, P. (1990). Early childhood eating behaviors and adolescent eating disorders. *Journal of the American Academy of Child and Adolescent Psychiatry, 29,* 112–117.

Mattes, R. D. (1991). Learned food aversions: A family study. *Physiology and Behavior, 50,* 499–504.

Miller, I. J., & Reedy, F. E. (1990). Variations in human taste bud density and taste intensity perception. *Physiology & Behavior, 47,* 1213–1219.

Narrow, W. E., First, M. B., Sirovatka, P., & Regier, D. A. (Hrsg.). (2007). *Age and gender considerations in psychiatric diagnosis: A research agenda for DSM-V.* Arlington, VA: American Psychiatric Press.

Newman, J., & Taylor, A. (1992). Effect of a means-end contingency on young children's food preferences. *Journal of Experimental Child Psychology, 53* (2), 200–216.

Reed, D. R., Nanthakumar, E., North, M., Bell, C., Bartoshuk, L. M., & Price, R. A. (1999). Localization of a gene for bitter taste perception to human chromosome 5p15. *The American Journal of Human Genetics, 64,* 1478–1480.

Rydell, A. M., Dahl, M., & Sundelin, C. (1995). Characteristics of school children who are choosy eaters. *The Journal of Genetic Psychology, 156* (2), 217–229.

Schafe, G. E., & Bernstein, I. L. (1996). Taste aversion learning. In E. D. Capaldi (Hrsg.), *Why we eat what we eat: The psychology of eating* (31–51). Washington, DC: American Psychological Association.

Skinner, J. D., Carruth, B. R., Bounds, W., & Ziegler, P. J. (2002). Children's food preferences: A longitudinal analysis. *Journal of the American Dietetic Association 102,* 1638–1647.

Smith, A. M., Roux, S., Naidoo, N. T., & Venter, D. J. (2005). Food choices of tactile defensive children. *Nutrition, 21* (1), 14–19.

Sullivan, S. A., & Birch, L. L. (1994). Infant dietary experience and acceptance of solid foods. *Pediatrics, 93* (2), 271–277.

Timimi, S., Douglas, J., & Tsiftsopoulou, K. (1997). Selective eaters: A retrospective case note study. *Child: Care, Health, and Development, 23* (3), 265–278.

ZERO TO THREE. (2005). *Diagnostic classification of mental health and developmental disorders of infancy and early childhood: Revised edition (DC:0–3R).* Washington, DC: Author.

6
Posttraumatische Fütterstörung

Nosologie

Meine Kollegen und ich haben erstmals in einem Aufsatz aus dem Jahr 1988 über die Posttraumatische Essstörung bei Kindern im Latenzalter berichtet (Chatoor, Conley & Dickson). Diese Kinder lehnten feste Nahrung vollständig ab, nachdem sie sich verschluckt oder schwere Würgeanfälle durchgemacht hatten, und waren von der Angst beherrscht, ersticken und sterben zu müssen. Wenn man sich ihnen mit Nahrung näherte, zeigten sie intensive Erwartungsangst und manchmal Panik, bis das Essen entfernt wurde. Später habe ich (Chatoor, 1991) diese Störung bei Säuglingen und Kleinkindern unter dem Begriff der *Posttraumatischen Fütterstörung* beschrieben. Die Eltern dieser Kinder berichten mitunter, dass der Säugling sich beim Trinken aus der Flasche ein- oder mehrmalig erbrochen hat und anschließend schon beim Anblick der Flasche zu weinen begann und sich weigerte, erneut daraus zu trinken. Einige Eltern erklären, dass die Weigerung des Säuglings, irgendeine Form von fester Nahrung zu sich zu nehmen, nach Verschlucken und einem schweren Würgeanfall einsetzte. Andere haben beobachtet, dass die Nahrungsverweigerung nach einer Intubation, der Einführung einer Sonde zur künstlichen Ernährung durch die Nase, oder nach einer größeren Operation mit wiederholtem Absaugen im Mund-Rachenbereich einsetzte (Chatoor, Ganiban, Harrison & Hirsch, 2001). In all diesen Fällen trat die Nahrungsverweigerung offenbar im Anschluss an ein traumatisches Erlebnis auf, das den Mundrachen oder Magen-Darm-Trakt betraf, und schien durch heftige Angst vor dem erwarteten Füttern ausgelöst zu werden.

Mehrere andere Kliniker haben berichtet, dass Kinder und Erwachsene nach heftigem Verschlucken Angst vor dem Herunterschlucken von Nahrung entwickeln können, was als Erstickungsphobie bezeichnet wurde (McNally, 1994; Solyom & Sookman, 1980). Lucas-Taracena und Montanes-Rada (2006), die kürzlich 41 Fallberichte auswerteten, weisen darauf hin, dass die Schluckphobie durch die Angst gekennzeichnet ist, beim Herunterschlucken von Nahrung, Getränken oder Medikamenten zu ersticken, und dass die Störung bei Personen im Alter zwischen 8 bis 78 Jahren auftreten kann. Sie berichten außerdem, dass diese Störung eine hohe Komorbidität mit Angststörungen aufweist. Einige Autoren haben den Begriff *globus hystericus* verwendet (Liebowitz, 1987), und wieder andere nennen sie funktionale Dysphagie *(functional dysphagia)* (Kaplan & Evans, 1978). Obwohl sich einige dieser Fallberichte auf Kinder beziehen, hat man dieser Störung bei Säuglingen und Kleinkindern relativ wenig Aufmerksamkeit geschenkt. Dellert, Hyams, Treem und Geertsma (1993) haben allerdings berichtet, dass 5 Prozent der Säuglinge mit gastroösophagealem Reflux so heftige »Fütterwiderstände« gegen eine orale Nahrungsaufnahme entwickelten, dass sie künstlich ernährt werden mussten. Der Widerstand gegen das Füttern ist das zentrale Symptom einer Posttraumatischen Fütterstörung; meine Kollegen und ich (Chatoor et al., 2001) haben festgestellt, dass Kleinkinder mit Posttraumatischer Fütterstörung den heftigsten Widerstand gegen die Aufnahme und das Herunterschlucken von Nahrung leisten und sich dadurch von Kindern mit gesundem Essverhalten und von Kindern mit diagnostizierter Infantiler Anorexie unterscheiden.

Die diagnostischen Kriterien für die Posttraumatische Fütterstörung haben einige Veränderungen durchlaufen, als ich mit der nationalen *Task Force for Research Diagnostic Criteria for Infants and Preschool Children* (Scheeringa et al., 2003) zusammengearbeitet habe. Die diagnostischen Kriterien für die Posttraumatische Fütterstörung wurden auch in die *Diagnostic Classification of Mental Health and Developmental Disorders of Infancy and Early Childhood: Revised Edition* (*DC:0–3R*; ZERO TO THREE, 2005) aufgenommen. Dort wurde die Störung allerdings als »Fütterstörung infolge von Insulten des gastrointestinalen Trakts« bezeichnet. Die Kriterien wurden nochmals überarbeitet und weiter modifiziert, als ich mit der nationalen *Young Child Research Planning Work Group* zusammenarbeitete, die von der *American Psychiatric Association* unterstützt wurde. Diese überarbeiteten Kriterien für die Posttraumatische Fütterstörung und fünf andere in diesem Buch vorgestellte Fütterstörungen werden in dem Beitrag von Chatoor und Ammaniti (2007) in *Age and Gender Considerations in Psychiatric Diagnosis: A Research Agenda for DSM-V* (Narrow, First, Sirovatka & Regier, 2007) beschrieben. Die neueste Fassung der Kriterien für die Posttraumatische Fütterstörung ist im Folgenden wiedergegeben:

Diagnostische Kriterien

A Kennzeichnend für diese Fütterstörung ist eine akut einsetzende, schwere und anhaltende Nahrungsverweigerung.

B Die Nahrungsverweigerung kann in jedem Alter, von der Säuglingszeit bis ins Erwachsenenalter, eintreten.

C Die Nahrungsverweigerung tritt nach einem oder mehreren traumatischen Erlebnis(sen) im Mundrachen-Raum oder Magen-Darm-Trakt auf (z.B. Verschlucken, Würgen, Erbrechen, gastroösophagealer Reflux, Einführung von nasogastrischen oder endotrachealen Schläuchen, Absaugungen, Zwangsfüttern), die beim Kind starken Stress auslösen.

D Die anhaltende Verweigerung der Nahrungsaufnahme kommt in einer der folgenden Formen zum Ausdruck, je nach der Art des Fütterns, in deren Kontext das Kind ein traumatisches Ereignis/die traumatischen Ereignisse erlebt hat, z.B. Flaschenfüttern oder Füttern fester Nahrung:

- Das Kind weigert sich, aus der Flasche zu trinken, lässt sich aber unter Umständen mit dem Löffel füttern; weigert sich konsequent, aus der Flasche zu trinken, wenn es wach ist, trinkt aber unter Umständen im Schlaf oder Halbschlaf daraus.
- Das Kind verweigert feste Nahrung, akzeptiert aber möglicherweise die Flasche, Flüssigkeiten oder püriertes Essen.
- Es verweigert jegliche Nahrungsaufnahme über den Mund.

E Erinnerungen an das traumatische Ereignis/die traumatischen Ereignisse verursachen Stress, der sich in einer der folgenden Formen äußert:

- Das Kind zeigt antizipierenden Stress, wenn es zum Füttern positioniert wird.
- Es reagiert mit heftigem Widerstand, wenn es mit Flasche oder Nahrung konfrontiert wird.
- Das Kind leistet Widerstand gegen das Herunterschlucken von Nahrung, die in den Mund geschoben wird.

F Die Nahrungsverweigerung stellt eine akute und/oder langfristige Bedrohung für die Gesundheit, die Ernährung und das Wachstum des Kindes dar und gefährdet das Voranschreiten der altersangemessenen Fütter- und Essentwicklung des Kindes.

Klinisches Erscheinungsbild

Diese Fütterstörung ist gekennzeichnet durch die anhaltende Weigerung des Säuglings oder Kleinkindes, aus der Flasche zu trinken oder feste Nahrung aufzunehmen, und in schweren Fällen durch eine vollständige Nahrungsverweigerung. Je nach Art des Fütterns, die das Kind mit dem traumatischen Ereignis/den traumatischen Ereignissen assoziiert, weigert es sich unter Umständen, feste Nahrung aufzunehmen, trinkt aber weiterhin aus der Flasche. Oder es weigert sich, aus der Flasche zu trinken, isst aber bereitwillig feste Nahrung (so verweigerte z. B. ein Säugling, der sich an einer Frühstücksflocke verschluckte, die Aufnahme fester Nahrung, trank aber weiterhin aus der Flasche, und ein Säugling, der sich beim Trinken aus der Flasche erbrechen musste, weigerte sich, aus der Flasche zu trinken, aß aber weiterhin vom Löffel).

Die Nahrungsverweigerung setzt häufig relativ plötzlich ein und folgt traumatischen Erlebnissen, die den Oropharynx oder gastrointestinalen Trakt betreffen (zum Beispiel nach Würgen, Verschlucken, Erbrechen, gastroösophagealem Reflux, Einführung von Ernährungssonden oder endotrachealen Schläuchen oder Füttern mit Zwang). Oft ist den Eltern nicht bewusst, dass das Ereignis ungeheuer beängstigend für das Kind war und die Nahrungsverweigerung auslöste, weil andere Kinder, die möglicherweise die gleichen Erfahrungen machen, nicht zwangsläufig eine Posttraumatische Fütterstörung entwickeln. Meiner klinischen Erfahrung nach ist es offenbar so, dass Kinder, die eine Posttraumatische Fütterstörung entwickeln, eher zu Angst neigen und/oder sensibler auf Schmerz reagieren als »das durchschnittliche Kind«. Ältere Kinder, die nach einem Würgeanfall oder nach heftigem Verschlucken feste Nahrung verweigerten, haben mir berichtet, dass sie Angst hatten, das Essen könnte in ihrem Hals steckenbleiben und sie daran ersticken. Säuglinge und kleine Kinder drücken diese Angst durch ihr Verhalten aus, indem sie anfangen zu weinen, wenn das Füttern bevorsteht – wenn sie den Hochstuhl, das Lätzchen, die Flasche oder den Löffel sehen oder wenn sie zum Füttern zurechtgesetzt werden. Das Kind weint, wenn es mit Essen konfrontiert wird, weigert sich, den Mund zu öffnen, überstreckt sich, um vom Essen wegzukommen und schlägt die Flasche oder den Löffel beiseite. Einige Kinder sind so tapfer, dass sie das Essen in den Mund stecken, aber es nicht über sich bringen können, es herunterzuschlucken (Chatoor et al., 2001). Sie stopfen das Essen in die Wangen und spucken es später aus. In schweren Fällen verweigert das Kind vollständig jegliche Nahrungsaufnahme. Ohne künstliche Ernährung (z. B. intravenöse Gabe von Flüssigkeit, nasogastrische oder Gastrostomie-Sondenernährung mit angereicherten Milchersatzpräparaten oder parenterale Ernährung) besteht bei einigen Kindern das akute Risiko der Dehydrierung, weil ihre Angst vorm Essen und Trinken stärker zu sein scheint als jegliche Wahrnehmung von Hunger und Durst.

Der Widerstand der Kinder gegen das Essen ist häufig so intensiv, dass er bei den Eltern große Angst auslöst. Sie versuchen vielleicht, dem Kind gut zuzureden und es abzulenken, bieten ihm abwechslungsreiche Kost und sind bemüht, es Tag und Nacht zu füttern – alles ohne Erfolg. Sehr junge Säuglinge, die im Wachzustand Angst haben, aus der Flasche zu trinken, trinken jedoch möglicherweise im Schlaf, wenn sie es nicht merken. Wenn sie allerdings aufwachen und die Flasche sehen, schlagen sie sie beiseite und weinen heftig.

Das folgende Beispiel veranschaulicht den Stress eines jungen Säuglings, der sich weigerte, aus der Flasche zu trinken, wenn er wach war, und angefangen hatte, auch Löffelkost abzulehnen.

Beispiel:

Grace war 7 Monate alt, als sie vom Gastroenterologen für eine dringende psychiatrische Konsultation überwiesen wurde, weil sie heftig weinte, wenn ihr die Flasche angeboten wurde und sich weigerte, daraus zu trinken. Nur wenn sie schon fast ganz eingeschlafen war und sich des Fütterns nicht bewusst zu sein schien, trank sie daraus.

Mrs. Cook, die Mutter, berichtete, dass Grace ein reif geborenes Baby von 7 Pfund gewesen war und zunächst kraftvoll gesaugt und gut getrunken hatte. Doch nach einigen Wochen hatte sie angefangen, während und nach dem Stillen aufzustoßen, und mit 3 Monaten hatte ein »projektilartiges«, sehr heftiges Erbrechen eingesetzt. Trotz häufigen Erbrechens nahm sie bis zum Alter von etwa 4 Monaten an Gewicht zu. In diesem Alter wurde sie an einen Gastroenterologen überwiesen, der einen gastroösophagealen Reflux diagnostizierte. Sie erhielt mehrere Reflux-Medikamente, aber sie musste sich weiterhin übergeben, wenn auch weniger häufig. Mit 6 Monaten fing Grace an, sich beim Füttern zu überstrecken, als ob sie Schmerzen hätte. Sie weinte und weigerte sich, weiter zu trinken, doch nach einer Pause von 5 bis 10 Minuten war Mrs. Cook in der

Lage, sie soweit zu beruhigen, dass sie weitertrank, bis sie sich erneut zu krümmen begann, weinte und jegliche weitere Nahrungsaufnahme verweigerte. Bald nachdem dieses Verhalten eingesetzt hatte, bemerkte Mrs. Cook, dass Grace schon beim Anblick des Fläschchens zu weinen anfing und sich weigerte, das Fläschchen zu akzeptieren, wenn sie wach war. Damit Grace nicht verhungerte, ging Mrs. Cook dazu über, sie nachts zu füttern, wenn sie schlief. Grace nahm immer weniger Nahrung auf und fing an, an Gewicht zu verlieren. Mrs. Cook versuchte, feste Nahrung einzuführen, aber Grace schien Schwierigkeiten zu haben, das Essen im Mund umherzubewegen und spuckte den Großteil aus.

Zum Zeitpunkt der Überweisung war Mrs. Cook erschöpft und verängstigt, weil Grace kontinuierlich an Gewicht verlor. Eine erneute gastroskopische Untersuchung durch den Gastroenterologen hatte ergeben, dass der gastroösophageale Reflux sich merklich verbessert hatte, die Speiseröhre nur noch leicht gerötet war und dass die anhaltenden Fütterprobleme sich nicht auf die körperliche Erkrankung zurückführen ließen.

Die Beobachtung von Mutter und Säugling während der Füttersituation offenbarte, dass Grace bereits in Distress geriet, wenn die Mutter sie zum Füttern zurechtsetzte. Sie fing an zu weinen und sich zu überstrecken, sobald sie die Flasche sah. Ihre Mutter stellte das Fläschchen beiseite und versuchte, ihre Tochter zu trösten, aber es dauerte mehr als 10 Minuten, bevor Grace sich in den Armen der Mutter beruhigen konnte. Als Mrs. Cook erneut die Flasche nahm, um Grace zu füttern, schrie sie noch lauter und ließ sich erst beruhigen, als die Flasche aus ihrem Blickfeld verschwunden war. Als Mrs. Cook versuchte, ihr etwas Püree mit dem Löffel zu geben, schlug sie den Löffel beiseite und wollte sich partout nichts in den Mund stecken lassen.

Verlauf

Für Kinder wie Grace gibt die Forschung wenig Aufschluss darüber, was den Verlauf oder die Dauer der Posttraumatischen Fütterstörung betrifft. Doch einzelne klinische Fälle deuten darauf hin, dass sich viele Säuglinge und Kinder in der Angst vor dem Essen verfangen. Einige Babys akzeptieren unter Umständen nie die Flasche, außer wenn sie schlafen. Sie lernen vielleicht, Flüssigkeiten aus der Tasse zu trinken, akzeptieren aber keine Milch. Sie nehmen ihre Nahrung möglicherweise hauptsächlich über mit dem Löffel gefütterte Pürees auf und gehen dann zu normaler Kost am Familientisch über. Einige Kleinkinder trinken vielleicht Milch aus der Flasche und akzeptieren nur püriertes Essen, bis sie zur Schule kommen und die soziale Verlegenheit über ihr Essverhalten die Eltern dazu veranlasst, Hilfe zu suchen. In schweren Fällen, wenn der Säugling jegliche Nahrungsaufnahme verweigert, muss er mittels Gastrostomie-Sonde (PEG-Sonde) ernährt werden, und einige Kinder bleiben jahrelang darauf angewiesen.

Ätiologie

Meine Beobachtungen von Säuglingen mit Posttraumatischer Fütterstörung legen den Schluss nahe, dass ihre Nahrungsverweigerung durch die Angst vorm Essen ausgelöst wird. Sie zeigen antizipatorische Angst, wenn sie Dinge sehen, die sie ans Essen erinnern (z.B. die Flasche, das Lätzchen oder den Hochstuhl) und geraten in Distress, wenn sie zum Füttern zurechtgesetzt werden und man sie mit Essen konfrontiert. Wenn überhaupt Nahrung in ihren Mund gelangt, spucken sie sie aus oder stopfen sie in die Wangen, weil sie sich anscheinend davor fürchten, das Essen herunterzuschlucken. Diese Verhaltensweisen ähneln jenen, die bei älteren Kindern und Erwachsenen mit Posttraumatischer Fütterstörung (Chatoor et al., 1988) oder bei Personen mit Verschluckungs- oder Erstickungsphobie (deLucas-Taracena & Montanés-Rada, 2006) beschrieben wurden. Es liegen jedoch keine empirischen Studien vor, die erklären, warum nur einige Säuglinge mit belastenden Erlebnissen im Zusammenhang mit der Speiseröhre oder dem Magen-Darm-Trakt eine Posttraumatische Fütterstörung entwickeln und andere nicht. Meiner klinischen Erfahrung nach wirken diese Kinder sehr aufgeweckt und wachsam und scheinen anfälliger für Angstreaktionen zu sein als andere Säuglinge und Kleinkinder, die vielleicht ähnlich schmerzliche oder beängstigende Erfahrungen machen, ohne anschließend so übermäßig ängstlich zu werden.

Behandlung

Da viele dieser Fälle sehr komplex sind – insbesondere, wenn sie aus einem Trauma resultieren, das durch unvermeidliche medizinische Verfahren (z. B. Intubation, Absaugung) oder in Folge eines gastroösophagealen Reflux entstehen –, ist ein multidisziplinäres Team am besten geeignet, um den Bedürfnissen dieser Kinder gerecht zu werden. Dieses besteht aus einem Kinderarzt oder Gastroenterologen, Ernährungsberatern, Beschäftigungstherapeuten und Psychiatern oder Psychologen.

Bevor die psychiatrische Intervention beginnen kann, muss die körperliche Erkrankung behandelt werden. Wenn das Kind unter einem gesundheitlichen Problem leidet, welches das Trauma herbeigeführt hat, wie zum Beispiel unter gastroösophagealem Reflux, muss zunächst das organische Leiden behandelt werden, bevor die psychiatrische Intervention beginnen kann. Das Kind muss während des Fütterns schmerzfrei sein. Außerdem muss man den Ernährungszustand des Kindes ermitteln und einen Plan für eine adäquate Nahrungsaufnahme aufstellen. Der Ernährungsstatus des Kindes entscheidet darüber, ob das Kind konservativ ambulant behandelt werden kann oder ob eine Sondenernährung, stationäre Behandlung oder beides erforderlich sind.

Ambulante Behandlung von jungen Säuglingen

Das Hauptziel der psychiatrischen Intervention besteht darin, dem Säugling oder jungen Kind zu helfen, die Angst vor dem Füttern zu überwinden. Meiner klinischen Erfahrung nach lassen sich junge Säuglinge, die unter gastroösophagealem Reflux leiden und das Füttern mit Erbrechen und Schmerz assoziieren und deshalb Angst vor der Flasche entwickelt haben, häufig ambulant behandeln, wenn sie im Schlafzustand aus der Flasche trinken. Ich erkläre den Eltern, dass der Säugling Angst vor dem Füttern mit der Flasche entwickelt hat und es daher das Beste für das Baby ist, wenn es die Flasche eine Weile nicht sieht. Dann empfehle ich den Eltern, einen Plan für das Füttern mittels Flasche für die Zeit aufzustellen, in der das Baby zu seinem Morgennickerchen, Nachmittagsschlaf und abendlichen Schlafenszeit hingelegt wird sowie eine nächtliche Mahlzeit mittels Flasche einzuplanen. Am besten ist es, den Säugling beim Übergang in den Schlafzustand zu füttern, wenn er schläfrig ist, aber immer noch kräftig saugt (Säuglinge behalten bis zum Alter von 10 Monaten den Saugreflex, wenn man ihnen den Sauger in den Mund steckt). Interessanterweise scheinen die Säuglinge in diesem Dämmerzustand sehr entspannt zu sein und können 110 bis 170 Gramm Milch aufnehmen, ohne zu speien. Wenn sie allerdings aufwachen und die Flasche sehen, bekommen sie Angst, hören häufig mit dem Trinken auf und schlagen die Flasche weg. Wenn andererseits der Reflux erfolgreich behandelt wird und die Säuglinge etwa einen Monat lang im Dämmerzustand mit der Flasche gefüttert wurden, besteht die Möglichkeit, dass sie aufwachen, die Flasche sehen und trotzdem ohne Angstreaktion weitertrinken. Sobald sie diesen Zustand erreicht haben, können die Flaschenmahlzeiten allmählich auf die Wachzeiten verschoben werden.

Während die Mahlzeiten aus der Flasche weiterlaufen, wird der Säugling an Löffelkost herangeführt. Das sollte sehr langsam und vorsichtig geschehen. Es gilt, das Füttern mit dem Löffel zu einer erfreulichen Erfahrung zu machen und nicht nur darauf zu achten, wie viele Kalorien dem Säugling einverleibt werden können. Bei jungen Säuglingen sollten die Flaschenmahlzeiten die Hauptquelle der Kalorienaufnahme darstellen und die Löffelmahlzeiten sollten eher eine Art »Übung« sein. Es besteht die Gefahr, dass der Säugling auch auf die Mahlzeiten mit dem Löffel mit Angst reagiert und die gesamte Füttererfahrung zu einem Kampf zwischen Bezugsperson und Kind wird. Die Eltern, die sich große Sorgen um die Kalorienaufnahme des Kindes machen, brauchen Hilfe, damit sie dieses Konzept verstehen.

Der folgende Fall illustriert die Behandlung eines jungen Säuglings, der sich weigerte, aus der Flasche zu trinken, wenn er wach war.

Beispiel:
Vivian war 15 Wochen alt, als sie an das multidisziplinäre Team für Fütterstörungen überwiesen wurde. Die Hauptsorge war, dass sie beim Anblick der Flasche zu weinen begann und sich überstreckte, sobald sie in die Fütterposition gebracht wurde. Ihre Mutter, Mrs. Brown, berichtete, dass sie Vivian nur mit dem Fläschchen füttern könne, wenn sie schlafe. Das hatte einige Wochen zuvor begonnen, nachdem Vivian während der Mahlzeiten und im Anschluss daran recht viel aufgestoßen und sich fast täglich erbrochen hatte.

Vivians Geburt war ohne besondere Vorkommnisse verlaufen. Sie wog 4085 Gramm und wurde zunächst gestillt. Doch sie saugte bei jeder Stillmahlzeit so lange, dass Mrs. Brown es vorzog, ihre Milch abzupumpen und Vivian mit der Flasche zu füttern. Als Vivian etwa 6 Wochen alt war, fing sie an, beim Füttern und im Anschluss daran aufzustoßen und sich manchmal auch zu erbrechen. Mrs. Brown fiel auf, dass Vivian sich beim Füttern zu krümmen begann und dass sie ihre Tochter fest einwickeln und sie in einer seitlichen Position halten musste, damit sie besser trinken konnte. Vor etwa 6 Wochen beobachtete Mrs. Brown, dass Vivian sich fast täglich erbrach und allmählich immer weniger trank; 3 Wochen zuvor hatte sie außerdem angefangen, schon beim bloßen Anblick der Flasche zu weinen. Ihr Widerstand gegen das Füttern wurde so groß, dass Mrs. Brown nicht mehr in der Lage war, ihre Tochter zu füttern, solange sie wach war.

Die Ernährungsanalyse ergab, dass Vivian trotz ihrer Fütterprobleme gut wuchs und gedieh. Sie lag auf der 70. Perzentile der Wachstumskurve in Bezug auf Gewicht und Länge, und ihr Kopfumfang lag auf der 85. Perzentile. Dennoch betrug ihre Kalorienaufnahme nur 60 Prozent des empfohlenen Richtwerts für ihr Alter.

Die medizinische Untersuchung bestätigte den diagnostizierten gastroösophagealen Reflux, und die Untersuchung der Mundmotorik ergab, dass Vivian ein koordiniertes Saug-, Schluck- und Atmungsmuster beim Füttern zeigte.

Die Beobachtung von Vivian und ihrer Mutter zeigte ein glückliches Baby, bis die Mutter ihre Tochter in die Fütterposition brachte. Vivian schrie, sobald Mrs. Brown sie zum Füttern positionierte, überstreckte sich dann und schlug die Flasche weg. Als Mrs. Brown die Flasche auf dem Tisch abstellte und Vivian in ihrem Schoß aufsetzte, beruhigte sie sich allmählich, schrie dann aber noch lauter, als ihre Mutter einen zweiten Fütterversuch startete. Mrs. Brown gab auf und ging mit dem Baby an der Schulter im Raum auf und ab, bis es schließlich zur Ruhe kam. Nach einer Weile schlief Vivian in den Armen der Mutter ein und trank den gesamten Flascheninhalt von 170 Gramm aus.

Das Team erklärte Mr. und Mrs. Brown, dass Vivian unter gastroösophagealem Reflux litt und eine Posttraumatische Fütterstörung entwickelt hatte – dass sie offenbar das Füttern mittels Flasche mit Schmerz und Erbrechen assoziierte und deshalb Angst vor dem Füttern hatte.

Vivians Reflux wurde medikamentös behandelt und Mrs. Brown erhielt den Rat, Vivian nur während der Übergänge in den Schlaf zu füttern – wenn die Kleine für ihr morgendliches Nickerchen, den Nachmittagsschlaf und zur abendlichen Schlafenszeit hingelegt wurde und ein oder zweimal in der Nacht. Da Vivian so heftig auf den Anblick der Flasche reagierte, empfahl man Mrs. Brown, die Flasche für eine Weile aus ihrem Blickfeld zu entfernen.

Außerdem wurde Mrs. Brown ermutigt, damit anzufangen, Vivian zwei bis dreimal täglich mit Löffelkost zu füttern, damit sie eine andere Füttermethode kennenlernte. Den Eltern wurde erklärt, dass Vivian genügend Milch durch ihre »Schlaf-Mahlzeiten« erhielt und dass sie sich das Füttern mit dem Löffel als »Training« vorstellen sollten, das zum gegebenen Zeitpunkt in erster Linie Freude machen sollte und nicht darauf ausgerichtet war, Vivian möglichst viele Kalorien einzuverleiben.

Bei der Folgesitzung zwei Wochen später berichteten die Eltern, dass die Medikamente zu wirken schienen und Vivian die Mahlzeiten im Schlaf sehr gut annahm, ohne aufzustoßen oder sich zu erbrechen. Einige Male war sie während des Fütterns aufgewacht und hatte die Flasche weggeschoben aber nicht geweint. Vivian gewöhnte sich nur langsam an das Essen mit dem Löffel, sie schien nicht zu wissen, was sie mit dem Essen anfangen sollte, und das meiste fiel ihr aus dem Mund. Doch die Erfahrung als solche gefiel ihr offenbar, und sie akzeptierte den Löffel ohne Widerstand. Die Eltern waren ungeheuer erleichtert, dass die Mahlzeiten keine enormen Anstrengungen mehr kosteten.

Als Vivian 6 Monate alt war, kamen sie zu einer weiteren Follow-up-Sitzung. Zu diesem Zeitpunkt erhielt Vivian immer noch ihre Flaschenmahlzeiten, wenn sie am Einschlafen war, aber wenn sie aufwachte und das Fläschchen sah, berührte sie es ohne Distress und trank auch im Wachzustand weiter. Außerdem hatte sie gute Fortschritte bei den Mahlzeiten mit dem Löffel gemacht und aß dreimal am Tag ein ganzes Glas pürierter Babynahrung. Ihr Wachstum hatte sich positiv um die 80. Perzentile weiterentwickelt, und die Eltern waren erleichtert, dass sie so gute Fortschritte machte.

Als Vivian 8 Monate alt war, berichteten die Eltern, dass sie dazu übergegangen war, im Wachzustand aus der Flasche zu trinken. Auch beim Verzehr der Babynahrung machte sie weiterhin Fortschritte, und im Alter von 10 Monaten fing sie an, weiche Nahrungsmittel am Familientisch zu essen. Mit 11 Monaten lernte sie, allein zu laufen, und im Alter von einem Jahr hatte sie ihren gastroösophagealen Reflux überwunden.

Ambulante Behandlung von Kleinkindern und jungen Kindern

Kleinkinder oder jüngere Kinder, die nach schweren Würgeanfällen oder heftigen Verschluckungen oder Füttern mit Zwang eine Posttraumatische Fütterstörung entwickeln, verweigern in der Regel feste Nahrung, sind aber bereit, aus der Flasche oder dem Glas zu trinken und akzeptieren unter Umständen fein püriertes Essen, das sie leicht schlucken können. Diese Kinder leiden unter der starken Angst, irgendeine Speise herunterzuschlucken, die man kauen muss. Sie verweigern häufig feste Nahrung, und wenn sie irgendein Nahrungsmittel in ihren Mund gelangen lassen, schieben sie es häufig in die Wangen und spucken es später aus. Für diese Kinder habe ich eine graduelle Desensibilisierungsmethode entwickelt, die es ihnen ermöglicht, ihre Angst vor dem Schlucken allmählich zu überwinden.

Als Grundvoraussetzung ist es sehr wichtig, dass die Ernährungserfordernisse dieser Kinder durch die Mahlzeiten mittels Flasche gedeckt werden und die Eltern Hilfe bei der Entwicklung eines regelmäßigen Fütterplans bekommen, bei dem 3 bis 4 Stunden Abstand zwischen den Mahlzeiten liegen, damit das Kind hungrig werden kann. Die Mahlzeiten beginnen mit püriertem Essen, wenn das Kind es akzeptiert, und die Pürees werden im Laufe der Zeit immer etwas dicker. Die Eltern sollten zwei Löffel benutzen und das Kind ermutigen, selber zu essen, weil das Kind dadurch beschäftigt wird und weniger wachsam auf die Nahrung achtet. Anfangs kann es auch hilfreich sein, leise Musik zu spielen oder dem Kind zu gestatten, zur Ablenkung etwas Fernsehen zu schauen und dadurch seine Angst zu verringern (dies ist die einzige Fütterstörung, bei der man Ablenkungen nutzen sollte, damit das Kind weniger auf das Essen achtet, das die Eltern in seinen Mund befördern). Kinder, die keine Pürees akzeptieren, erhalten sehr weiches Fingerfood, das sich schon im Mund auflöst. Die Eltern sollten dieselben Speisen essen und dem Kind vormachen, wie man das Essen kaut und herunterschluckt. Kleinkinder achten sehr genau darauf, was die Eltern essen, und sind eher bereit, eine Speise in den Mund zu stecken, wenn die Eltern sie auch essen. Die Eltern sollten dem Kind immer nur ein paar Stückchen geben, damit es das Essen nicht in die Backen stopft. Außerdem sollten sie dem Kind keine Nahrungsmittel geben, die schwer zu kauen sind, auch nicht, wenn es danach verlangt. In diesem Fall sollten die Eltern sagen: »Du musst erst lernen, besser zu kauen, bevor du dieses Essen haben kannst.«

Bei Kleinkindern mit Posttraumatischer Fütterstörung verzögert sich häufig die Fähigkeit, die Nahrung im Mund hin und her zu bewegen, und es besteht das Risiko, dass sie das Essen ohne langes Kauen herunterschlucken und dann einen Würgeanfall bekommen oder sich verschlucken.

Das Füttern sollte sehr entspannt und in positiver Atmosphäre verlaufen, und die Eltern dürfen keinerlei Druck hinsichtlich der Nahrungsmenge ausüben, die das Kleinkind tatsächlich isst. Am Ende der Mahlzeit erhält das Kind die Flasche mit einem altersangemessenen Milchersatzpräparat, das die Ernährungsbedürfnisse hinsichtlich der Kalorienmenge erfüllt. Außerhalb der festgesetzten Mahlzeiten sollte das Kind allerdings keine Flasche bekommen. Indem die Eltern als Vorbild fungieren, indem man dem Kind gestattet, selber zu essen, und indem man die Konsistenz der Nahrung ganz allmählich verändert, gewinnen die Kinder nach und nach an Selbstvertrauen und überwinden ihre Angst vor fester Nahrung.

Der folgende Fall illustriert diese Behandlungsmethode.

Beispiel:

Adam wurde im Alter von zweieinhalb Jahren in der Ernährungsklinik vorstellig, weil er etwa 6 Wochen zuvor angefangen hatte, jegliche feste Nahrung zu verweigern und mit Distress reagierte, wenn seine Eltern ihn zum Essen seiner normalen Kost drängten, die alle möglichen Arten fester Nahrung umfasste. Seither hatte er nur Trinkjoghurts, Eiscreme und ein angereichertes Frühstücksgetränk zu sich genommen. Gelegentlich leckte er etwas Erdnussbutter vom Löffel. Dieses Verhalten hatte begonnen, als seine Eltern, Mr. und Mrs. Johnson, ihm erklärt hatten, dass er bald in den Kindergarten käme. Er stellte viele Fragen – die bevorstehende neue Erfahrung schien ihn mit recht großer Erwartungsangst zu erfüllen. Er hatte Schwierigkeiten, ins Bett zu gehen, wachte mitten in der Nacht auf und kam ins Bett seiner Eltern. Um diese Zeit brachen auch einige neue Backenzähne bei ihm durch, und eines Abends würgte er an einer Speise, die er bislang ohne Probleme gegessen hatte. Die Eltern machten sich keine großen Gedanken wegen des Vorfalls, doch am nächsten Tag nahm Adam nur kleine Bissen von seinem Essen, und am folgenden Tag wollte er überhaupt nichts essen, das er kauen musste. Außerdem durchlief er eine Phase, in der er sich vor dem Baden fürchtete, was er zuvor immer genossen hatte. Trotz seiner antizipatorischen Angst war er in den Kindergarten gegangen und nach ein paar Tagen in der Lage, sich ohne große Probleme von seinen Eltern zu trennen. In den letzten beiden Wochen schien er entspannter und hatte angefangen, Erdnussbutter vom Löffel zu lecken.

Seine Geburtsgeschichte und frühe Fütter- und Essentwicklung wiesen keine Auffälligkeiten auf. Adam war nie ein großer Esser gewesen, wuchs aber um die 20. Perzentile in Bezug auf Gewicht und Länge und um die 50. Perzentile in Bezug auf den Kopfumfang. Er war immer schon ein sehr vorsichtiger und aufmerksamer kleiner Junge mit einer herausragenden kognitiven und sprachlichen Entwicklung gewesen.

Die medizinische Untersuchung offenbarte keinerlei organische Erkrankungen, die einer Behandlung bedurft hätten. Die Einschätzung der Mundmotorik ergab, dass Adam über eine gute Koordination von Zungen- und Lippenbewegungen und eindrucksvolle Sprech- und Sprachfähigkeiten verfügte. Die Einschätzung des Ernährungszustandes zeigte ein gutes Wachstumsmuster und eine adäquate Kalorienaufnahme durch die Flüssignahrung, die er zu sich nehmen konnte.

Die psychiatrische Diagnostik, zu der gehörte, dass Adam und seinen Eltern während eines Mittagessens und beim Spiel durch einen Einwegspiegel beobachtet wurden, zeigte einen sehr aufgeweckten und gesprächigen kleinen Jungen – bis es Zeit für das Mittagessen war: Adam fiel es schwer, in seinem Stuhl sitzen zu bleiben, und jedes Mal, wenn seine Eltern ihn aufforderten, etwas von den Speisen zu probieren, die sie selbst aßen, fing er an zu weinen. Er erholte sich allerdings schnell, als sie ihm Joghurt und Eis vorsetzten. Während des Spiels genoss er es, seine Jungs-Puppe mit den unterschiedlichsten Spielspeisen zu füttern, und die Psychiaterin sprach mit ihm darüber, dass »die kleine Jungs-Puppe keine Angst vorm Essen hat«.

Die Psychiaterin des Teams erklärte Mr. und Mrs. Johnson, dass die Vorstellung, in den Kindergarten zu gehen, dass der in Aussicht stehende Kindergartenbesuch Adam offenbar in Angst versetzt hatte, als er die feste Nahrung aufnahm und einen Würgeanfall bekam, und er sich daraufhin vor fester Nahrung, die er kauen und herunterschlucken musste, fürchtete. Da er ansonsten gesund wirkte und durch die flüssige Nahrung, die er akzeptierte, genügend Kalorien aufnahm, sollte der Schwerpunkt der Behandlung darauf liegen, ihm dabei zu helfen, seine Angst vor fester Nahrung zu überwinden, indem man ihn allmählich an Pürees und Nahrung von zunehmender Festigkeit heranführte. Die Beschäftigungstherapeutin gab den Eltern eine Liste mit weichen »Fingerfood«-Nahrungsmitteln, die sich leicht im Mund auflösen. Die Eltern wurden ermutigt, ihm nur sehr kleine Mengen der Pürees und »Fingerfood«-Speisen vorzusetzen und abzuwarten, bis Adam von sich aus um mehr bat. Man empfahl ihnen, mit einer Sorte Püree anzufangen, die Adam für gewöhnlich gern gegessen hatte, und selbst das Gleiche zu essen, damit Adam sehen konnte, dass es seinen Eltern beim Verzehr dieser Kost gut ging. Nachdem er eine Sorte pürierter Nahrung akzeptiert hatte, konnten sie anfangen, ihm eine neue Püreesorte von etwas festerer Konsistenz anzubieten, und dann nach und nach zu einer größeren Auswahl an Pürees übergehen. Wenn Adam sich an dickere Pürees gewöhnt hatte, sollten sie ihm ein oder zwei Stückchen des im Mund schmelzenden Fingerfoods anbieten und ihn selbst das Tempo bestimmen lassen, in dem er von den verschiedenen Nahrungsmitteln probieren wollte. Um ihn zu ermutigen, sollten sie ihm sagen, dass er seine Sache beim Kauen und Schlucken sehr gut mache, aber insgesamt sollten sie kein allzu großes Aufhebens machen, wenn er aß, weil manche Kinder darauf mit Befangenheit hinsichtlich ihres Essens und mit verstärkter Angst reagierten.

Als Adam und seine Eltern 2 Wochen später zur Folgesitzung kamen, verzehrte Adam seinen Joghurt eigenständig und hatte angefangen, etwas Apfelmus zu essen. Er schien während der Mahlzeiten immer noch angespannt und zappelte viel auf seinem Stuhl herum, aber wenn man ihn ermahnte, gelang es ihm, auf seinem Stuhl sitzen zu bleiben, und er äußerte Interesse an den unbekannten Speisen, die seine Eltern vor sich hatten. Nach der Mahlzeit spielte die Psychiaterin gemeinsam mit Adam und seinen Eltern mit der Jungs-Puppe und Spielzeugessen. Adam hatte viel Spaß daran, allen Anwesenden »Als-ob-Pizza« und »Als-ob-Hühnchen« zu servieren. Die Therapeutin sprach für die Puppe und sagte: »Ich hatte Angst zu essen, weil ich würgen musste, aber jetzt kann ich wieder essen und habe keine Angst mehr.« Adam hörte aufmerksam zu und kredenzte der Puppe dann ein weiteres Stück Pizza.

Alle 3 bis 4 Wochen wurde Adam erneut vorstellig. Er machte weiterhin allmähliche Fortschritte und fing an, Nahrung von immer festerer Konsistenz zu essen, wobei Fleisch der letzte Punkt auf der Liste blieb. Nach 3 Monaten aß er wieder seine normale Kost.

Verschiedene Behandlungsansätze bei schwerem Widerstand gegen das Füttern

Wie die oben geschilderten Fälle zeigen, können Säuglinge und Kleinkinder, deren Ernährungszustand nicht bedrohlich ist, weil sie aus der Flasche trinken oder pürierte Löffelkost akzeptieren, ambulant behandelt werden. Einige Säuglinge und Kleinkinder verweigern sich allerdings so vehement gegen alle flüssigen und festen Nahrungsmittel, dass die Sondenernährung überlebensnotwendig ist. Leider wird der Appetit der Kinder durch die Sondenernährung noch weiter gedämpft und die Nahrungsverweigerung verstärkt.

Es liegen einige veröffentlichte Studien zu der Frage vor, wie man diesen Kindern helfen kann, ihren Widerstand gegen das Füttern zu überwinden und das Essen wieder zu lernen. Benoit, Wang und Zlotkin (2000) führten eine Studie mit 64 Kindern im Alter zwischen 4 bis 34 Monaten durch, die Sondenernährung erhielten und schweren Widerstand gegen das Füttern zeigten. Für alle Kinder wurde ein regelmäßiger Essensplan aufgestellt, um die Hunger-/Sättigungsregulation anzukurbeln, und die Hälfte der Kinder wurde nach dem Zufallsprinzip für eine Therapie mittels »Extinktion« eingeteilt, um das bestehende Verhaltensmuster zu eliminieren. Unter Extinktion versteht man das Entfernen des Verstärkers auf eine Reaktion (entfernt man z. B. den Löffel, nachdem das Kind sich geweigert hat, den Mund zu öffnen, wird die Nahrungsverweigerung negativ verstärkt, wohingegen das Nichtentfernen des Löffels eine Extinktionsmethode darstellt). Die Extinktion bestand darin, eine kleine Essensmenge sanft direkt auf den Lippen oder im Mund des Kindes zu platzieren. Das löste in der Regel eine Stress-Reaktion beim Kind aus. Die fütternde Person beruhigte das Kind aktiv, wenn es ängstlich oder aufgeregt reagierte, sobald die Nahrung angeboten wurde, und schob trotz des kindlichen Distresszustandes alle 5 bis 10 Sekunden sanft einen neuen Löffel mit Nahrung auf die Lippen oder in den Mund des Kindes. Diese Art des Fütterns setzte sich fort, so dass das Kind die Erfahrung machte, dass Würgen oder Nahrungsverweigerung nicht das Ende der Mahlzeit bedeutete. Außerdem nutzte man Techniken der operanten Konditionierung wie Lob (z. B. »das war ein guter Bissen«, »das war ein guter Schluck«). Die Autoren kommen allerdings zu dem Ergebnis, dass die Methoden der operanten Konditionierung allein nicht ausreichten, um den durch traumatische Erlebnisse erlernten Widerstand gegen das Füttern zu behandeln.

Im Laufe von sieben wöchentlichen Sitzungen führte der Therapeut den Bezugspersonen des Kindes die oben beschriebenen Verhaltenstechniken modellhaft vor und die primären fütternden Personen wurden angewiesen, die Verhaltenstechniken zwischen den Sitzungen zu Hause zu üben. Vor der Behandlung und wenn das Kind in der vorausgehenden Woche an Gewicht zunahm oder sein Gewicht hielt, wurde die primäre Bezugsperson instruiert, die Menge der Sondennahrung um 25 Prozent zu verringern. Wenn das Kind in der vorangehenden Woche an Gewicht verlor, wurde die Menge um 25 Prozent erhöht. Die Folgeuntersuchung ergab, dass die Hälfte der Kinder aus der Verhaltenstherapie nicht mehr von der Sondenernährung abhängig waren, während alle Kinder aus der Kontrollgruppe weiterhin darauf angewiesen waren. Dieses Programm zur Verhaltensmodifikation erfordert allerdings, dass der Therapeut und die Eltern sehr gut verstehen, wie sie mit dem Kind umgehen müssen, weil dieser Ansatz leicht in Füttern mit Zwang umschlagen und das Kind erneut oder weiterhin traumatisieren kann.

Verhaltenstherapeutische Techniken für die stationäre Behandlung dieser Kinder wurden von Babbitt und Kollegen (1994) und in jüngerer Zeit auch von Linscheid (2006) beschrieben. Linscheid wies darauf hin, dass die Behandlung von Fütterproblemen bei Kindern zwei Hauptkomponenten umfasst – Appetitanregung und Kontingenz-Management – und dass der Erfolg der Behandlung von der Motivation des Kindes, sein aktuelles Essmuster zu verändern, abhängt. Bei Kleinkindern und jungen Kindern ist die Motivation direkt mit dem Kalorienentzug verbunden. Auch wenn spezifische verhaltenstherapeutische Verfahren wichtig für die Behandlung sind, ist Linscheid überzeugt, dass die Auslösung von Hungergefühlen beim Kind fast immer genauso wichtig (wenn nicht wichtiger) für den Erfolg ist wie die nutzbar gemachten spezifischen Verhaltenskontingenzen. Bei einer stationären Aufnahme wird das Kind zwar typischerweise mit Wasser oder Elektrolytelösung versorgt, aber jegliche kalorienreiche Sondenernährung wird für ein oder zwei Tage gestoppt. Im weiteren Verlauf der Behandlung wird täglich neu überprüft und bestimmt – je nach Gewichtsverlust des Kindes –, ob eine Kaloriengabe über die Ernährungssonde erforderlich ist, damit das Kind nicht zu viel Gewicht verliert. Wenn notwendig, erhält das Kind die Kalorien durch die Sonden nur in der Nacht, um in der Vorstellung des Kindes die Verbindung zwischen Sondenernährung und nachlassendem Hungergefühl aufzuheben.

Die Behandlung wird von ausgebildeten Therapeuten dreimal am Tag an sieben Tagen in der Woche durchgeführt und besteht aus Verhaltenskontingenzen in der Füttersituation, einer direkten Manipulation der verstärkenden Konsequenzen des kindlichen Verhaltens. Die am häufigsten genutzten positiven Verstärker sind soziales Lob und soziale Interaktion, Zugang zu bevorzugten Spielsachen oder Videofilmen und Zugang zu bevorzugten Nahrungsmitteln. Verhaltensweisen, die das Füttern beeinträchtigen, wie das Wegdrücken des Löffels, Weinen oder das Wegdrehen des Kopfes werden durch milde Bestrafung in Form einer kurzen Auszeit behandelt. Die fütternde Person entzieht das Essen und wendet sich körperlich vom Kind ab, was eine Auszeit von der positiven Verstärkung darstellt. Einige negative Verstärkungsmethoden kommen ebenfalls zum Einsatz. Bei einer dieser Methoden hält die Therapeutin einen vollen Löffel an die Lippen des Kindes, bis es den Mund öffnet und die Nahrung akzeptiert, oder das Kind muss sein Essen aufessen, bevor es aus dem Hochstuhl darf. Linscheid (2006) weist allerdings warnend darauf hin, dass der Therapeut darauf vorbereitet sein muss, bei dem Kind sitzen zu bleiben, bis es aufgegessen hat – die konsequente Durchführung dieser Kontingenzen, so Linscheid, ist von größter Wichtigkeit. Ihre Bedeutung nicht zu erkennen, kann ein Hauptgrund für das Scheitern der Behandlung sein.

Anfangs sind die Eltern nicht im Behandlungsraum anwesend. Wenn Behandlungsfortschritte erzielt wurden und der Therapeut darauf vertraut, dass die Methoden funktionieren, wird die Bezugsperson mit in den Raum geholt, damit sie beobachten kann, was der Therapeut bei den Mahlzeiten tut. Das kann dazu führen, dass einige bereits erzielte Behandlungserfolge wieder verlorengehen, aber die Fortschritte werden schnell wieder aufgeholt, wenn das Kind erkennt, dass die Verhaltenskontingenzen sich durch die Anwesenheit des Elternteils nicht geändert haben. Der Therapeut erklärt den Eltern, wie sie soziales Lob und Aufmerksamkeitsentzug abhängig vom Verhalten des Kindes einsetzen. Als nächstes füttert die Bezugsperson das Kind, während der Therapeut die Rolle des Coachs übernimmt. Der letzte Schritt besteht darin, dass die Bezugsperson das Kind füttert, während der Therapeut in der Nähe hinter einem Einwegspiegel das Geschehen beobachtet. Die Kinder werden normalerweise entlassen, wenn drei Kriterien erfüllt sind: 1. Das Kind nimmt eine ausreichende Kalorienmenge auf, um sein Gewicht zumindest zu halten. 2. Die anfänglichen Behandlungsziele wurden erreicht, und 3. die Eltern haben das Gefühl, sich gut genug mit den Methoden auszukennen, um sie auch zuhause umzusetzen. Cook, Linscheid, Rasnake und Lukens (2000) berichten, dass sie bei Anwendung dieser Intervention in der Lage waren, eine 87,9 prozentige Erfolgsrate für die Entwöhnung von Ernährungssonden zu erreichen, und die Kinder hierfür im Schnitt nur 8,77 Tage bleiben mussten.

Duniz und Kollegen (1996) haben ebenfalls eine erfolgreiche stationäre Behandlung für Säuglinge und kleine Kinder beschrieben, die aufgrund schwerer Nahrungsverweigerung auf Sondenernährung angewiesen waren. Die Säuglinge und ihre Eltern werden auf einer psychosomatischen Station aufgenommen, wo ein multidisziplinäres Team auf die körperliche Gesundheit des Kindes achtet und mit Eltern und Kind in einer Psychotherapie und Spieltherapie zusammenarbeitet. Die Sondenernährung wird abgebrochen und Eltern und Personal erhalten zwei Grundregeln an die Hand: a) Man bietet dem Säugling ausschließlich dann Nahrung an, wenn er Hungersignale gezeigt hat, und b) hört bei jedem Hinweis auf eine Nahrungsverweigerung sofort auf, ihn zu füttern. Den Säuglingen wird in bestimmten Abständen Nahrung zum Experimentieren angeboten. Wenn sie Hunger entwickeln, nehmen sie die Nahrung allmählich an und beginnen innerhalb weniger Tage, eigenständig zu essen. Die Autoren berichten, dass die psychotherapeutische Arbeit mit den Eltern eine positivere Eltern-Kind-Beziehung fördert und die elterliche Psychopathologie verringert.

Es liegen einige wenige Fallberichte über die Behandlung dieser Störung mit niedrig dosierten selektiven Serotonin-Wiederaufnahme-Hemmern (SSRI) vor. Banerjee Bhandari und Rosenberg (2005) beschreiben 3 Kinder im Alter von 7 bis 12 Jahren mit diagnostizierter Erstickungsphobie, die früheren Behandlungen getrotzt hatten und bei denen sich durch eine niedrige Gabe von SSRI eine schnelle und nachhaltige Verbesserung zeigte. Celik, Diler, Tahiroglu und Avci (2007) schilderten den Fall von 24 Monate alten Zwillingen mit Posttraumatischer Fütterstörung, die im Alter von 3 Monaten mehreren gastrointestinalen Eingriffen unterzogen worden waren. Nach der Krankenhauseinweisung verweigerten sie jede feste Nahrung und einige Flüssigkeiten und waren auf eine Sondenernährung angewiesen. Im Alter von 2 Jahren erhielten sie 5 mg Fluoretine pro Tag, um ihre Angst und Furcht vorm Füttern zu behandeln. Nach einem Monat zeigten die Kinder einen signifikanten Rückgang der Angst beim Füttern und konnten gefüttert werden, ohne dass eine Sondenernährung notwendig war. Bei den Kindern zeigten sich keine Nebenwirkungen der Medikamente.

Zusammenfassend: Jedes Kind mit Posttraumatischer Fütterstörung muss einer differenzierten interdisziplinären Diagnostik unterzogen werden, damit man die beste Behandlung für das einzelne Kind und seine Familie ermitteln kann.

Differentialdiagnose und Komorbidität

Diese Fütterstörung muss von der Infantilen Anorexie und von der Sensorischen Nahrungsverweigerung unterschieden werden. Beide Störungen werden ausführlich in anderen Kapiteln des vorliegenden Buches erörtert. Kennzeichnend für die Infantile Anorexie ist ein unbeständiges Muster der Nahrungsverweigerung, das von der Stimmung des Kindes abhängt. Anorektische Kinder haben keine Angst zu essen und können die unterschiedlichsten Arten von Nahrung aufnehmen. Die Sensorische Nahrungsverweigerung betrifft in der Regel Nahrungsmittel mit einer bestimmten Geschmacksrichtung, Textur, Temperatur und/oder einem bestimmten Geruch. Normalerweise ist die Nahrungsverweigerung des Kindes selektiv und nicht so allumfassend wie bei der Posttraumatischen Fütterstörung. Kinder mit Sensorischer Nahrungsverweigerung essen gut, wenn man ihnen ihre bevorzugten Speisen vorsetzt. Manchmal entwickeln allerdings Kinder mit Sensorischer Nahrungsverweigerung eine Posttraumatische Fütterstörung, wenn sie mit großem Widerwillen auf ein Nahrungsmittel reagieren, zum Beispiel würgen oder sich erbrechen. Diese Angst verallgemeinern sie auf andere Speisen, die sie an das abgelehnte Essen erinnern. Kinder mit Infantiler Anorexie und jene mit Sensorischer Nahrungsverweigerung können eine Posttraumatische Fütterstörung entwickeln, wenn die Eltern sie durch Zwang füttern, vor allem wenn sie das Kind zwingen, abgelehnte Nahrungsmittel zu essen, die eine Aversion in Form von Würgen oder Erbrechen ausgelöst haben.

Außerdem muss die Posttraumatische Fütterstörung von einer Fütterstörung im Zusammenhang mit einer bestehenden medizinischen Erkrankung (näher erläutert in Kapitel 7) unterschieden werden. Wie die oben beschriebenen Fälle zeigen, können Säuglinge mit gastroösophagealem Reflux eine Posttraumatische Fütterstörung entwickeln, die das zugrundeliegende medizinische Problem überdeckt. Eine gründliche Fütter- und medizinische Anamnese ist sehr wichtig, damit man bestimmen kann, wodurch die Angst vorm Essen beim Kind ausgelöst wurde. Wenn die Fütterschwierigkeiten zunächst durch Überstrecken und Weinen beim Füttern charakterisiert waren und dann zu Distress in Erwartung der Mahlzeit und zur Nahrungsverweigerung übergingen, leidet das Kind möglicherweise unter einem »stillem« gastroösophagealem Reflux, der nicht erkannt wurde, weil das Kind sich nicht übergeben hat. Das Erbrechen ist normalerweise das Leitsymptom für diese Erkrankung und bei Kindern, die das Essen in Folge des gastroösophagealen Reflux herauswürgen (Regurgitation), die sich jedoch nicht übergeben, wird die Erkrankung mitunter nicht erkannt. Auf alle Fälle geht die Diagnose der Posttraumatischen Fütterstörung häufig mit anderen Fütterstörungen und mit medizinischen Erkrankungen einher.

Literaturhinweise

Babbitt, R. L., Hoch, T. A., Coe, D. A., Cataldo, M. F., Kelly, K. J., Stackhouse, C., & Perman, J. A. (1994). Behavioral assessment and treatment of pediatric feeding disorders. *Journal of Developmental and Behavioral Pediatrics, 15,* 278–291.

Banerjee, S. P., Bhandari, R. P., & Rosenberg, D. R. (2005). Use of low-dose selective serotonin reuptake inhibitors for severe, refractory choking phobia in childhood. *Journal of Developmental and Behavioral Pediatrics, 26,* 123–127.

Benoit, D., Wang, E. E., & Zlotkin, S. H. (2000). Discontinuation of enterostomy tube feeding by behavioral treatment in early childhood: A randomized controlled trial. *The Journal of Pediatrics, 137,* 498–503.

Celik, G., Diler, R. S., Tahiroglu, A. Y., & Avci, A. (2007). Fluoxetine in posttraumatic eating disorder in two-year-old twins. *Journal of Child and Adolescent Psychopharmacology, 17,* 233–236.

Chatoor, I. (1991). Eating and nutritional disorders of infancy and early childhood. In J. Wiener (Hrsg.), *Textbook of child and adolescent psychiatry* (351–361). Washington, DC: American Psychiatric Press.

Chatoor, I., & Ammaniti, M. (2007). A classification of feeding disorders of infancy and early childhood. In W. E. Narrow, M. B. First, P. Sirovatka, & D. A. Regier (Hrsg.), *Age and gender considerations in psychiatric diagnosis: A research agenda for DSM-V* (227–242). Arlington, VA: American Psychiatric Press.

Chatoor, I., Conley, C., & Dickson, L. (1988). Food refusal after an incident of choking: A posttraumatic eating disorder. *Journal of the American Academy of Child and Adolescent Psychiatry, 27,* 105–110.

Chatoor, I., Ganiban, J., Harrison, J., & Hirsch, R. (2001). Observation of feeding in the diagnosis of posttraumatic feeding disorder of infancy. *Journal of the American Academy of Child and Adolescent Psychiatry, 40,* 595–602.

Cook, C. M., Linscheid, T. R., Rasnake, I. K., & Lukens, C. T. (2000, April). *Long term followup of pediatric patients treated for feeding problems.* Paper presented at the North Coast Regional Conference, Society of Pediatric Psychology, Cleveland, OH.

de Lucas-Taracena, M. T., & Montañés-Rada, F. (2006). Swallowing phobia: Symptoms, diagnosis,and treatment. *Actas Españolas de Psiquiatría, 34,* 309–316.

Dellert, S. F., Hyams, J. S., Treem, W. R., & Geertsma, M. A. (1993). Feeding resistance and gastroesophaeal reflux in infancy. *Journal of Pediatric Gastroenterology and Nutrition, 17* (1), 66–71.

Duniz, M., Scheer, P. J., Trojovsky, A., Kaschnitz, W., Kvas, E., & Macari, S. (1996). Changes in psychopathology of parents of NOFT (non-organic failure to thrive) infants during treatment. *European Child & Adolescent Psychiatry, 5,* 93–100.

Kaplan, P. R., & Evans, I. M. (1978). A case of functional dysphagia treated on the model of fear. *Journal of Behavior Therapy and Experimental Psychiatry, 9,* 71–72.

Liebowitz, M. R. (1987). Globus hystericus and panic attacks. *The American Journal of Psychiatry, 144,* 390–391.

Linscheid, T. R. (2006). Behavioral treatments for pediatric feeding disorders. *Behavior Modification, 30* (1), 6–23.

McNally, R. J. (1994). Choking phobia: Review of the literature. *Comprehensive Psychiatry, 35,* 83–89.

Narrow, W. E., First, M. B., Sirovatka, P., & Regier, D. A. (Hrsg.). (2007). *Age and gender considerations in psychiatric diagnosis: A research agenda for DSM-V.* Arlington, VA: American Psychiatric Press.

Scheeringa, M., Anders, T., Boris, N., Carter, A., Chatoor, I., Egger, H., et al. (2003). Research diagnostic criteria for infants and preschool children: The process and empirical support. *Journal of the American Academy of Child and Adolescent Psychiatry 42,* 1504–1512.

Solyom, L., & Sookman, D. (1980). Fear of choking and its treatment: A behavioural approach. *Canadian Journal of Psychiatry, 25,* 30–34.

ZERO TO THREE. (2005). *Diagnostic classification of mental health and developmental disorders of infancy and early childhood: Revised edition (DC:0–3R).* Washington, DC: Author.

7 Fütterstörung im Zusammenhang mit einer bestehenden medizinischen Erkrankung

Nosologie

Ursprünglich ging man davon aus, dass die Gedeihstörung (*failure to thrive*, FTT), die mit Fütterstörungen bei Säuglingen und jungen Kindern gleichgesetzt wurde, entweder organische oder nicht-organische Ursachen (z. B. mütterliche Deprivation) hatte. Im Jahr 1981 beschrieben Homer und Ludwig eine dritte Kategorie der Gedeihstörung, und zwar eine Mischform, die durch eine Kombination verschiedener organischer und nicht-organischer Probleme entsteht. Seit damals wird allgemein akzeptiert, dass organische Erkrankungen durch psychische Probleme kompliziert werden können und zu schweren Fütterproblemen und Wachstumsdefiziten führen können. Die spezifischen Fütterschwierigkeiten bei Säuglingen und Kleinkindern mit medizinischen Erkrankungen sind allerdings nicht gut definiert. Die im Folgenden dargelegten diagnostischen Kriterien greifen verbreitete Fütterprobleme im Zusammenhang mit dem gastroösophagealen Reflux und mit Atem- oder Herzerkrankungen auf, die die Nahrungsaufnahme des Säuglings oder Kleinkindes beeinträchtigen. Diese Kriterien wurden in die *Diagnostic Classification of Mental Health and Developmental Disorders of Infancy and Early Childhood: Revised Edition* (*DC:0–3R;* ZERO TO THREE, 2005) aufgenommen und finden sich zudem in dem Kapitel »A Classification of Feeding Disorders of Infancy and Early Childhood« (Chatoor und Ammaniti, 2007) in *Age and Gender Consideration in Psychiatric Diagnosis: A Research Agenda for DSM-V* (Narrow, First, Sirovatka & Regier, 2007).

Diagnostische Kriterien

A **Kennzeichnend für diese Fütterstörung ist eine seit mindestens zwei Wochen bestehende Nahrungsverweigerung und inadäquate Nahrungsaufnahme.**

B **Die Nahrungsverweigerung kann in jedem Alter des Kindes einsetzen und von wechselnder Intensität sein, je nach zugrundeliegender medizinischer Erkrankung.**

C **Der Säugling oder das Kleinkind ist zunächst zur normalen Nahrungsaufnahme bereit, zeigt aber im Laufe des Fütterns Zeichen von Distress und weigert sich anschließend, weiter zu trinken oder zu essen.**

D **Der Säugling oder das Kleinkind leidet unter einer gleichzeitig bestehenden medizinischen Erkrankung, die wahrscheinlich ursächlich für den Distress ist (z. B. gastroösophagealer Reflux oder eine Herz- oder Atemwegserkrankung).**

E **Der Säugling oder das Kleinkind weist eine mangelnde Gewichtszunahme oder sogar Gewichtsverlust auf.**

F **Eine medizinische Behandlung verbessert die Fütterprobleme, beseitigt sie aber nicht vollständig.**

Klinisches Erscheinungsbild

Babys, die unter Atemnot oder einer Herzerkrankung leiden, trinken unter Umständen einen Augenblick lang und nehmen ein paar Schlucke Milch auf, bis sie erschöpft sind und mit dem Trinken aufhören. Im Allgemeinen führen die Fütterprobleme dieser Kinder zu unzureichender Nahrungsaufnahme, mangelnder Gewichtszunahme oder Gewichtsverlust. Diese Fütterschwierigkeiten sind relativ leicht erkennbar; bei anderen körperlichen Krankheiten, die schwieriger zu diagnostizieren sind, ist jedoch mitunter die Nahrungsverweigerung der einzige Hinweis. So sind etwa Nahrungsmittelallergien in diesem Alter schwer feststellbar und manche »stillen« Refluxerkrankungen ohne Erbrechen werden vom Kinderarzt übersehen, weil die Regurgitation und das Erbrechen in der Regel die Leitsymptome sind, die auf diese Krankheit hinweisen. Ich habe die Beobachtung gemacht, dass die Säuglinge in der Regel einige Schlucke Milch trinken, bevor der Reflux einsetzt. Die Kinder zeigen ihr Unbehagen, indem sie sich winden und weinen und sich weigern, weiter zu trinken. Einige lassen sich beruhigen und saugen weiter, aber andere werden immer aufgeregter, während die Bezugsperson versucht, die Flasche oder Nahrung anzubieten.

Mehrere Autoren haben dargelegt, dass bei Säuglingen mit gastroösophagealem Reflux häufig Fütterprobleme und mütterlicher Distress zusammentreffen. Shepherd, Evans, Lander und Ong (1987) haben berichtet, dass Fütterschwierigkeiten und Dysphagie bei 44 Prozent der von ihnen untersuchten Säuglinge mit gastroösophagealem Reflux auftraten. Zu den häufigsten Symptomen gehörten außerdem exzessives Schreien, Reizbarkeit und Schlafstörungen. Obwohl allgemein anerkannt ist, dass stummer gastroösophagealer Reflux mit ernsthaften Atemsymptomen einhergehen kann wie Mikroaspiration (Magensaft, der in kleinsten Mengen eingeatmet wird) oder Reflex-Bronchospasmen und einer Reihe anderer Atemwegssymptome, wie wiederkehrendem Krupp, keuchenden Atemgeräuschen, bläulichen Hautfärbungen und Heiserkeit, haben Carr und Kollegen (2000) darauf hingewiesen, dass auch Füttersymptome, einschließlich Verschlucken/Würgen, Nahrungsverweigerung und Überstrecken des Oberkörpers ebenso wie FTT, wichtige Symptome des gastroösophagealen Reflux sind. Heine, Jordan, Lubitz, Meehan und Catto-Smith (2006) berichteten, dass 56 Prozent der Eltern, deren Säuglinge unter gastroösophagealem Reflux litten, von ihren Kindern sagten, sie seien schwierig zu füttern. Viele verweigerten die Nahrungsaufnahme bei Hunger, und von 57 Prozent der Kinder berichteten die Eltern, dass sie Kopf und Oberkörper überstreckten. Fütterschwierigkeiten und Überstrecken traten bei Säuglingen im Alter von unter drei Monaten signifikant häufiger auf.

Während das Überstrecken von Kopf und Oberkörper bei sehr jungen Säuglingen häufig beschrieben wird, lenkten Mathisen, Worrall, Masel, Wall und Shepherd (1999) die Aufmerksamkeit auf Fehlfunktionen der Mundmotorik bei 16 von 20 Säuglingen mit gastroösophagealem Reflux, die im Durchschnitt 6 Monate alt waren. Verglichen mit einer Kontrollgruppe zeigte sich bei diesen Säuglingen eine signifikant stärkere Nahrungsverweigerung, sie verfügten über weniger Fähigkeiten zur eigenständigen Nahrungsaufnahme, verhielten sich gegenüber fester Nahrung weniger bereitwillig, wiesen eine unreifere Zungen- und Kieferkontrolle auf und verloren mehr Nahrung aus dem Mund. Man beobachtete gehäuft Panikreaktionen und Würgeanfällen bei diesen Kindern und Entwicklungsverzögerungen beim Selber-essen, zum Beispiel beim Halten des Löffels. Diese Säuglinge waren signifikant fordernder, bildeten weniger Laute und waren schwieriger zu füttern.

Zusammenfassend: Diese Studien deuten darauf hin, dass Fütterschwierigkeiten häufig mit gastroösophagealem Reflux verbunden sind. Überstrecken, Schreien und Nahrungsverweigerung bei sehr jungen Säuglingen sowie Würgen und unreife mundmotorische Fähigkeiten kombiniert mit Widerstand gegen das Füttern bei älteren Säuglingen sollte den Kliniker daran denken lassen, die Refluxkrankheit bei der Differentialdiagnose der Fütterschwierigkeiten in Betracht zu ziehen, vor allem wenn das auffällige Symptom die Nahrungsverweigerung ist. Eine diagnostische Studie (Chatoor et al., 2003) zeigte, dass diese Fütterstörung sich mit hoher Interrater-Reliabilität diagnostizieren ließ, als beide Diagnostiker ihre Diagnose auf die von der Mutter berichtete Fütteranamnese sowie die Beobachtungen von Mutter-Kind-Interaktionen während des Fütterns stützten. Ohne die Beobachtung des Fütterns verfehlte ein dritter Diagnostiker die Diagnose in einem Drittel der Fälle.

Der folgende Fall illustriert die oben beschriebenen Fütterschwierigkeiten bei einem jungen Säugling mit gastroösophagealem Reflux.

Beispiel:

Joan war 8 Monate alt, als sie an das multidisziplinäre Team für Fütterstörungen überwiesen wurde, weil sie nur kleine Nahrungsmengen aufnahm und kaum an Gewicht zulegte. Ihre Mutter, Mrs. Smith, berichtete, dass Joan an den meisten Tagen nur kleine Mengen Milch trank und sehr wenig aß. Nachts trank sie zwar manchmal eine ganze Flasche Milch, aber normalerweise akzeptierte sie am Tag nicht mehr als knapp 60 Gramm pro Sitzung, fing dann an zu weinen und weigerte sich, mehr zu trinken. Als man ihr pürierte Babynahrungen anbot, bewegte sie das Essen im Mund hin und her und verlor das meiste aus dem Mund. Im Großen und Ganzen war sie ein fröhliches Kind, aber während des Fütterns weinte sie viel. Mrs. Smith war erschöpft, weil die Mahlzeiten länger als eine Stunde dauerten und sie das Gefühl hatte, Joan den ganzen Tag lang zu füttern, ohne viel Nahrung in sie hineinzubekommen.

Joan war am Ende einer normalen Schwangerschaft und Entbindung als voll ausgetragenes Baby zur Welt gekommen und hatte bei der Geburt 3141 Gramm gewogen. Mrs. Smith hatte den Eindruck, dass Joan in den ersten beiden Monaten gut trank, auch wenn sie nie mehr als 110 bis 140 Gramm der Fertigmilch pro Mahlzeit zu sich nahm. Sie machte feuchte

Bäuerchen, erbrach sich aber nur gelegentlich. Dieses Fütterverhalten änderte sich, als Joan etwa 2 Monate alt war. Sie fing während der Mahlzeiten an zu weinen und sich zu überstrecken, so dass Mrs. Smith mit dem Füttern aufhören musste. Weil sie nur so langsam an Gewicht zunahm, stellte der Kinderarzt sie auf ein angereichertes Milchpräparat um, um die Kalorienzufuhr zu erhöhen. Doch Joan nahm weiterhin nur kleine Mengen der neuen Milch auf und ihr Schreien beim Füttern wurde heftiger. Sie fing auch an, sich häufiger zu erbrechen. Als sie 6 Monate alt war, verschrieb ihr der Kinderarzt ein Antazidum, aber Mrs. Smith setzte es nach 3 Wochen ab, weil Joans Fütterverhalten und ihre Nahrungsaufnahme sich nicht verbesserten und weil Joan sich weigerte, die Medizin zu nehmen.

Die Einschätzung des Ernährungszustandes ergab, dass Joans Gewicht unter der 5. Perzentile lag und ihre Größe auf der 10. Perzentile, was 85 Prozent ihres idealen Körpergewichts entsprach und sie in den Bereich leichter Mangelernährung platzierte. Die Untersuchung der Mundmotorik zeigte, dass Joan in ihrer Fähigkeit im Umgang mit fester Nahrung etwas verzögert war und im Alter von 8 Monaten über die mundmotorischen Fähigkeiten eines 6 Monate alten Säuglings verfügte. Ihr Muskeltonus war insgesamt niedrig und sie hatte Schwierigkeiten, für kürzere oder längere Zeiträume allein zu sitzen, was das Füttern im Hochstuhl anstrengend für sie machte.

Die Beobachtung von Mutter und Kind durch einen Einwegspiegel beim Füttern und Spielen zeigte, dass Mrs. Smith und Joan vor dem Füttern in wechselseitig erfreulicher Interaktionen miteinander waren. Als Joan dann jedoch in den Hochstuhl gesetzt wurde, sah sie bekümmert aus. Es fiel ihr schwer, sich in einer aufrechten Position zu halten, und sie rutschte im Hochstuhl herunter, während die Mutter versuchte, sie mit etwas Püree zu füttern. Als Joan zu weinen anfing, nahm Mrs. Smith sie aus dem Stuhl und platzierte sie auf ihrem Schoß, um ihr die Flasche zu geben. Joan nahm die Flasche bereitwillig an, fing jedoch nach einigen Minuten an, sich zu überstrecken und schob die Flasche weg. Mrs. Smith wartete einige Minuten und ließ Joan die Flasche anfassen und damit spielen, bevor sie sie abermals anbot. Joan akzeptierte die Flasche erneut, hörte jedoch wenige Minuten später mit dem Saugen auf, schob die Flasche weg und fing an, heftiger zu weinen. Dieses Weinen hielt mehr als 10 Minuten an, ohne dass sie sich davon erholte, und Mrs. Smith gab den Versuch, sie weiter zu füttern, auf.

Diese Verhaltensweisen schienen typisch für ein Baby, das Schmerzen während des Fütterns hat; deshalb leitete der Gastroenterologe des Teams eine medizinische Untersuchung ein, die den Verdacht auf eine gastroösophageale Refluxkrankheit bestätigte.

Verlauf der Fütterstörung

Wie im oben beschriebenen Fall angedeutet, kann ein unbehandelter gastroösophagealer Reflux dem Säugling großes Unbehagen bereiten ebenso wie den Eltern, die versuchen, ihr weinendes und sich krümmendes Baby zu füttern. Shepherd und Kollegen (1987) berichten in einer frühen Studie, dass trotz der schweren Symptome während der frühen Säuglingszeit 55 Prozent der von ihnen untersuchten Babys im Alter von 10 Monaten und 81 Prozent im Alter von 18 Monaten symptomfrei waren. Dennoch hatten einige Säuglinge weiterhin Refluxsymptome, und bei manchen Kindern war die Krankheit so gravierend, dass sie operiert werden mussten. Eine einjährige Follow-up-Studie von Nelson, Chen, Syniar und Christoffel (1998), bei der die Erstdiagnose im Alter von 6 bis 12 Monaten gestellt wurde, kam zu folgendem Ergebnis: Bei der Folgeuntersuchung bestand eine höhere Wahrscheinlichkeit, dass die Eltern über häufige Nahrungsverweigerung berichteten als bei einer Kontrollgruppe. Sie erzählten, dass es normalerweise mehr als eine Stunde dauerte, bis das Kind seine Mahlzeit beendet hatte, und dass ihnen das Sorgen bereitete. Wie Gold (2004) in seinem Überblick anmerkt, fehlen Langzeitstudien mit klar definierten Fällen und Kontrollgruppen ebenso wie Studien über Erwachsene, die sich an Refluxsymptome aus ihrer Kindheit erinnern. Es ist wahrscheinlich, dass Kinder mit gastroösophagealem Reflux zu Erwachsenen mit Reflux werden.

In Anbetracht der Ergebnisse dieser Studien und der Erkenntnis, dass spezifische Fütterprobleme wie Schreien während des Fütterns, Überstrecken und Nahrungsverweigerung, nachdem das Kind erst eine kleine Menge Milch oder Nahrung aufgenommen hat, frühe Anzeichen von gastroösophagealem Reflux sein können, sollte der Kliniker frühzeitig intervenieren und die zugrundeliegende medizinische Erkrankung behandeln, um langfristigen Symptomen vorzubeugen. Bei meiner eigenen klinischen Arbeit habe ich junge Säuglinge mit Reflux erlebt, die Füttern mit Schmerz assoziieren und so große Angst vor dem Füttern entwickeln, dass sie schon beim Anblick der Flasche zu schreien beginnen und sich dagegen wehren, dass man ihnen den Sauger in den Mund steckt. Ich habe dieses Ergebnis ausführlicher in dem vorangehenden Kapitel über die Posttraumatische Fütterstörung beschrieben.

Ätiologie

Obwohl junge Säuglinge ihre Gefühle nicht in Worte fassen können, äußern sie sich durch ihr Weinen und ihre Körpersprache. Bei der Beobachtung von Säuglingen und ihren Müttern während des Fütterns habe ich großen Respekt davor entwickelt, wie sensibel einige Säuglinge sind und wie stark sie ihr Unbehagen zum Ausdruck bringen, indem sie weinen und sich von ihren Bezugspersonen wegkrümmen. Man weiß vom gastroösophagealen Reflux, dass er bei Erwachsenen zu Sodbrennen führt und auch bei Säuglingen offenbar Schmerz und schweren Distress auslöst. Meiner Beobachtung nach drücken Säuglinge ihren Schmerz und Kummer durch Überstrecken, Weinen und Nahrungsverweigerung aus.

In einigen Studien wurde die Ätiologie des gastroösophagealen Reflux aufgegriffen. Eine schwedische Studie über Zwillinge von Cameron und Kollegen (2002) kam zu dem Ergebnis, dass bei eineiigen Zwillingen häufiger beide unter Reflux litten als bei zweieiigen Zwillingen, was auf eine eher genetische denn umweltbedingte Ätiologie hindeutet. Orenstein und Kollegen (2002) lokalisieren ein autosomal-dominantes Gen für frühkindlichen gastroösophagealen Reflux auf Chromosom 9. Obwohl diese Studien nahelegen, dass der Reflux eine genetisch bedingte Erkrankung ist, können frühe Hilfen die Symptome und den Distress für Kind und Eltern stark beeinflussen.

Behandlung

Aufgrund des Wechselspiels von organischen und psychischen Faktoren, die zu den schweren Fütterschwierigkeiten dieser Säuglinge beitragen, ist die Zusammenarbeit zwischen Kinderarzt oder pädiatrischem Spezialisten und Psychiater oder Psychologen von entscheidender Bedeutung. Eine optimale medizinische Behandlung der grundlegenden

Krankheit des Kindes ist notwendig, bevor psychologische Interventionen erfolgreich greifen können. Die direkte Beobachtung des Säuglings mit seinen primären Bezugspersonen während der Füttersituation ist besonders hilfreich, um den Distress von Eltern und Kind zu verstehen und um zu überwachen, ob die medizinische Behandlung der Krankheit Wirkung zeigt. Durch die Videoaufzeichnung des Fütterns und die gemeinsame Auswertung der Aufnahmen kann der Therapeut zusammen mit den Eltern an einer Problemlösung arbeiten und ihnen helfen, angemessenere Strategien zu entwickeln, die dem Säugling ermöglichen, sich zu beruhigen, und die verhindern, dass sein Unbehagen während des Fütterns eskaliert.

In Situationen, in denen die medizinische Grunderkrankung nicht angemessen behandelt werden kann und der Säugling sich beim Füttern weiterhin unwohl fühlt und nicht in der Lage ist, ausreichende Nahrungsmengen für sein Wachstum aufzunehmen, muss die Gabe von Nahrungsergänzungen mittels nasogastralen oder Gastrostomie-Sonden in Betracht gezogen werden. In diesem Fall muss die Therapeutin mit den Eltern zusammenarbeiten, um die Fähigkeiten zur oralen Nahrungsaufnahme beim Säugling aufrechtzuerhalten, auch wenn er den Großteil der Nahrung über die Sonde erhält. Das lässt sich am besten erreichen, indem man die kontinuierliche Sondenernährung für 3 bis 4 Stunden unterbricht, bevor die orale Nahrungsaufnahme stattfindet. Je nach Ernährungszustand des Säuglings sollten diese oralen Mahlzeiten mindestens einmal am Tag oder idealerweise zwei oder dreimal täglich durchgeführt werden, wenn die Menge der Sondenernährung ausreicht, um das Kind mit den notwendigen Nährstoffen zu versorgen. Während der oralen Mahlzeiten sollte das Hauptaugenmerk darauf liegen, das Füttern zu einer positiven, erfreulichen Erfahrung für den Säugling zu machen, ohne der Frage zu viel Beachtung zu schenken, wie viel er tatsächlich isst.

Wie an früherer Stelle ausgeführt und im oben beschriebenen Fall dargelegt, kommt es bei einigen Säuglingen in Verbindung mit niedrigem Muskeltonus und verzögerter mundmotorischer Entwicklung zu Mangelernährung und Schwäche. Das beeinträchtigt ihre Fähigkeit zur Aufnahme altersangemessener Nahrungsmittel. In diesen Situationen kann ein Beschäftigungstherapeut den Eltern helfen, eine angemessene Position für das Kind zu finden und Nahrungsmittel auszuwählen, die das Kind tatsächlich bewältigen kann, ohne dass die Gefahr des Würgens und Verschluckens besteht.

Durch die multidisziplinäre Teamarbeit können die Eltern lernen, das Füttern zu einer angenehmen Erfahrung für den Säugling zu machen und das Kind anleiten, altersangemessene Fütter-/Ess-Fähigkeiten zu entwickeln. Auch hier gilt wieder, dass es sich in der Regel sehr positiv auswirkt, die Videoaufzeichnungen gemeinsam mit den Eltern auszuwerten und die Signale des Kindes mit ihnen zu besprechen, um herauszufinden, wie man dem Säugling am besten helfen kann. Im Allgemeinen handelt es sich hier um sehr schwierige Fälle, die die Aufmerksamkeit eines erfahrenen, multidisziplinären Teams und eine auf den Einzelfall abgestimmte Vorgehensweise erfordern.

Das folgende Beispiel beschreibt einen jungen Säugling, der unter »stillem«, aber früh erkanntem Reflux litt und gut auf die Kombination von medizinischer und psychologischer Behandlung ansprach.

Beispiel:
Paul war 6 Monate alt, als er von seinem Kinderarzt wegen schwerer Nahrungsverweigerung und schlechtem Wachstum an die multidisziplinäre Klinik für Fütterstörungen überwiesen wurde. Mrs. Jones, seine Mutter, berichtete, dass Paul von Geburt an beim Füttern und im Anschluss daran gelegentlich ein bisschen aufgestoßen hatte, aber in den letzten 6 Wochen war es immer schwieriger geworden, ihn zu füttern. Mrs. Jones erklärte, dass Paul normalerweise 30 oder 60 ml von seinem Milchersatzpräparat aufnahm, dann den Sauger aus dem Mund schob und anfing zu weinen. Wenn sie versuchte, das Füttern fortzusetzen, weinte er noch heftiger und wurde immer aufgeregter, bis sie ihn beruhigte, indem sie ihn an der Schulter hielt und mit ihm auf und ab ging. Nachdem sie zehn bis zwanzig Minuten mit ihm hin und her gegangen war, konnte Mrs. Jones das Füttern manchmal fortsetzen, aber häufig fing Paul nach kurzem Saugen an der Flasche erneut an zu weinen. Nachts, so Mrs. Jones weiter, wachte Paul auf und weinte, als ob er Hunger hätte, trank dann aber nur ein paar Schlucke und fing wieder an zu weinen. Mrs. Jones fühlte sich erschöpft, weil sie Tag und Nacht versuchte, Paul zu füttern, er aber trotz all ihrer Bemühungen nur halb so viel von dem Milchersatzpräparat trank, als er eigentlich sollte und allmählich an Gewicht verlor.

Die Einschätzung des Ernährungszustandes ergab, dass Paul nur bei 84 Prozent seines idealen Körpergewichts lag, was einer leichten Mangelernährung entsprach. Die Untersuchung seiner mundmotorischen Fähigkeiten zeigte, dass die Entwicklung etwas verzögert war, aber Paul verfügte über gute Saugbewegungen und konnte Babypürees problemlos bewältigen. Die Beobachtung der Füttersituation offenbarte positive Mutter-Kind-Interaktionen zu Beginn des Fütterns, aber nachdem Paul ein paar Minuten getrunken hatte, drückte er den Sauger aus dem Mund, krümmte sich und fing an zu weinen, wenn seine Mutter versuchte, ihn weiter zu füttern. Je angestrengter sie sich bemühte, desto aufgeregter wurde Paul; Mutter und Baby sahen beide sehr bekümmert aus und gaben den Fütterversuch auf. Diese Fütter-Interaktionen deuteten darauf hin, dass Paul unter gastroösophagealem Reflux litt, der ihm Schmerzen bereitete und das Füttern beeinträchtigte.

Weitere medizinische Untersuchungen bestätigten die Diagnose einer moderaten gastroösophagealen Refluxerkrankung, was den Kinderarzt und den Gastroenterologen in gewisser Weise überraschte, weil das häufigste Symptom des Reflux – das Erbrechen – bei Paul nicht aufgetreten war.

Pauls Reflux wurde medikamentös behandelt und seine Nahrungsaufnahme verdoppelte sich schnell. Mrs. Jones berichtete jedoch, dass die Symptome zurückkehrten, wenn er mehr als 90 bis 120 ml auf einmal trank. Mr. Jones zeichnete Mutter und Kind während des Fütterns auf Video auf, und die Therapeutin wertete die Aufzeichnungen gemeinsam mit beiden Eltern aus. Die Aufnahme zeigte deutlich, was Mrs. Jones berichtet hatte, nämlich dass Paul, nachdem er etwa 120 ml Milch getrunken hatte, die Flasche wegdrückte und anfing, sich zu überstrecken. Diese Information wurde an den Gastroenterologen weitergegeben, der die Dosis des Reflux-Medikaments erhöhte. Paul konnte sich beim Füttern besser entspannen und tolerierte bis zu 150 ml Milch, ohne irgendwelche Anzeichen von Stress zu zeigen. Nachdem Mrs. Jones die Gründe für Pauls Nahrungsverweigerung verstanden hatte, lernte sie auch, Pauls Fütterschwierigkeiten zu erleichtern, indem sie seine Milch andickte, ihn nach dem Füttern in einer aufrechten Position hielt und ihn in häufigeren Abständen von etwa 3 Stunden fütterte. Allmählich akzeptierte Paul bei jeder Mahlzeit größere Mengen Milch und wachte nachts seltener auf. Mit 15 Monaten hatte Paul den Reflux überwundem und war in der Lage, altersangemessene Nahrungsmittel selber zu essen.

Differentialdiagnose

Diese Fütterstörung muss von anderen Fütterstörungen, die durch Nahrungsverweigerung gekennzeichnet sind, unterschieden werden – zum Beispiel von der Infantilen Anorexie, der Sensorischen Nahrungsverweigerung und der Posttraumatischen Fütterstörung, die ausführlicher in anderen Kapiteln des vorliegenden Buches beschrieben werden. Entscheidend für ein Verständnis dieser Fütterstörung und ihre Unterscheidung von anderen Fütterstörungen ist die Beobachtung des Fütterns, die offenbart, dass der Säugling das Füttern in der Regel problemlos initiiert und dass Mutter und Kind sich auf erfreuliche wechselseitige Interaktionen einlassen, bis der Säugling in Distress gerät und mit dem Trinken aufhört. Diejenigen Säuglinge mit gastroösophagealem Reflux, die Füttern mit Schmerz assoziieren, können allerdings unter Umständen schreien, wenn Füttervorbereitungen getroffen werden, jede Nahrungsaufnahme verweigern und eine Posttraumatische Fütterstörung entwickeln.

Literaturhinweise

Cameron, A.J., Lagergren, J., Henriksson, C., Nyren, O., Locke, G.R., 3rd, & Pedersen, N.L. (2002). Gastroesophageal reflux disease in monozygotic and dizygotic twins. *Gastroenterology, 122*, 55–59.

Carr, M.M., Nguyen, A., Nagy, M., Poje, C., Pizzuto, M., & Brodsky, L. (2000). Clinical presentation as a guide to the identification of GERD in children. *International Journal of Pediatric Otorhinolaryngology, 54*, 27–32.

Chatoor, I., Paez, L., Harrison, J., Surles, J., Beker, L., Simenson, R., & Hirsch, R. (2003, October). The reliability of diagnostic criteria for feeding disorders. Abstract in Scientific Proceedings of the 50th *Anniversary Meeting of the American Academy of Child and Adolescent Psychiatry* (156). Miami Beach, FL.

Chatoor, I., & Ammaniti, M. (2007). A classification of feeding disorders of infancy and early childhood. In W.E. Narrow, M.B. First, P. Sirovatka, & D.A. Regier (Hrsg.), *Age and gender considerations in psychiatric diagnosis: A research agenda for DSM-V* (227–242). Arlington, VA: American Psychiatric Press.

Gold, B D. (2004). Review article: Epidemiology and management of gastro-oesophageal reflux in children. *Alimentary Pharmacology & Therapeutics, 19* (Suppl. 1), 22–27.

Heine, R.G., Jordan, B., Lubitz, L., Meehan, M., & Catto-Smith, A.G. (2006). Clinical predictors of pathological gastro-oesophageal reflux in infants with persistent distress. *Journal of Paediatrics and Child Health, 42*, 134–139.

Homer, C., & Ludwig, S. (1981). Categorization of etiology of failure to thrive. *American Journal of Diseases of Children, 135,* 848–851.

Mathisen, B., Worrall, L., Masel, J., Wall, C., & Shepherd, R. W. (1999). Feeding problems in infants with gastro-oesophageal reflux disease: A controlled study. *Journal of Paediatrics and Child Health, 35,* 163–169.

Narrow, W. E., First, M. B., Sirovatka, P., & Regier, D. A. (Hrsg.). (2007). *Age and gender considerations in psychiatric diagnosis: A research agenda for DSM-V.* Arlington, VA: American Psychiatric Press.

Nelson, S. P., Chen, E. H., Syniar, G. M., & Christoffel, K. K. (1998). One-year follow-up of symptoms of gastroesophageal reflux during infancy. *Pediatrics, 102* (6), e67.

Orenstein, S. R., Shalaby, T. M., Finch, R., Pfuetzer, R. H., De Vandry, S., Chensny, L. J., et al. (2002). Autosomal dominant infantile gastroesophageal reflux disease: Exclusion of a 13q14 locus in five well characterized families. *American Journal of Gastroenterology, 97,* 2725–2732.

Shepherd, R. W., Wren, J., Evans, S., Lander, M., & Ong, T. H. (1987). Gastroesophageal reflux in children: Clinical profile, course and outcome with active therapy in 126 cases. *Clinical Pediatrics, 26* (2), 55–60.

ZERO TO THREE. (2005). *Diagnostic classification of mental health and developmental disorders of infancy and early childhood: Revised edition (DC:0–3R).* Washington, DC: Author.

8 Komorbidität und komplexe Formen von Fütterstörungen

Differentialdiagnose und Komorbidität Infantiler Anorexie mit Sensorischer Nahrungsverweigerung

Kinder mit frühkindlicher Anorexie und Sensorischer Nahrungsverweigerung werden oft als »wählerische Esser« *(picky eaters)* bezeichnet, und viele Autoren machen keinerlei Unterschied zwischen den Symptomen der beiden Störungen. Doch wie ich bereits in den vorherigen Kapiteln dargelegt habe, handelt es sich bei der Infantilen Anorexie und der Sensorischen Nahrungsverweigerung um zwei deutlich voneinander unterschiedene Fütterstörungen mit unterschiedlicher Symptomatik und unterschiedlichem Verlauf, die insbesondere auf unterschiedliche Interventionen ansprechen. Charakteristisch für die Infantile Anorexie ist eine inkonsequente Nahrungsverweigerung, das Kind hat keinen rechten Appetit und möchte lieber spielen, herumlaufen oder reden statt zu essen. Es zeigt kein Interesse am Essen und kann eine Speise, die es an einem Tag noch gegessen hat, am nächsten Tag verweigern. In Folge der geringen Nahrungsaufnahme gedeiht das Kind nicht gut. Typisch für die Sensorische Nahrungsverweigerung ist dagegen die selektive Nahrungsverweigerung: Das Kind lehnt konsequent bestimmte Nahrungsmittel aufgrund ihres Geschmacks, ihrer Konsistenz oder ihres Geruchs ab, nimmt jedoch bestimmte bevorzugte Speisen zu sich. Die Verweigerung ganzer Nahrungsgruppen führt zwar zu Ernährungsmängeln (z.B. bei Vitaminen, Mineralstoffen oder Protein), wirkt sich jedoch nicht auf das Gewicht des Kindes aus.

In einer diagnostischen Studie von Chatoor und Kollegen (2007) bei 431 Kindern (im Kleinkindalter und etwas älter) trafen auf 159 Kinder die Kriterien der Sensorischen Nahrungsverweigerung zu, 83 Kinder wiesen die Kriterien der Infantilen Anorexie auf und 63 Kinder hatten gleichzeitig eine Infantile Anorexie und eine Sensorische Nahrungsverweigerung. Auf die restlichen Kinder trafen andere Diagnosen zu. Die Diagnose der

Fütterstörungen wurde voneinander unabhängig von drei Fachkräften, zwei Psychologen und einer spezialisierten Krankenschwester gestellt, die eine gute Interrater-Übereinstimmung aufwiesen. Die Studie zeigte, dass sich die Symptome der beiden Fütterstörungen differenzieren lassen und beide Störungen zwar am häufigsten in reiner Form auftreten, ein Kind jedoch auch an beiden Störungen gleichzeitig leiden kann.

Warum ist das so wichtig? Ich bin oft dem Argument begegnet, dass die Infantile Anorexie und die Sensorische Nahrungsverweigerung möglicherweise nur unterschiedliche Manifestationen ein und derselben Störung seien, wenn sie bei demselben Kind zur gleichen Zeit auftreten können. Wie ich in den vorangegangenen Kapiteln über die beiden Störungen detailliert beschrieben habe, manifestieren sie sich jedoch auf unterschiedliche Weise und nehmen einen unterschiedlichen Verlauf. Zudem bin ich aufgrund einiger erster Hinweise überzeugt, dass ihnen auch unterschiedliche Ursachen zugrunde liegen. Am wichtigsten aber scheint mir die Tatsache, dass sie unterschiedlich auf verschiedene Interventionen ansprechen. Die frühkindliche Anorexie, die durch Appetitlosigkeit und schlechte Gewichtszunahme charakterisiert ist, zeigt eine Reaktion auf Maßnahmen, die die innere Regulation der Nahrungsaufnahme fördern – also indem man dem Kind die Möglichkeit gibt, Hungergefühle zu entwickeln –, wie ich im Einzelnen bei der Behandlung der Infantilen Anorexie beschrieben habe. Dagegen verhalten sich Kinder mit Sensorischer Nahrungsverweigerung, die also die Aufnahme bestimmter Nahrungsmittel verweigern, weil sie befürchten, diese würden widerlich schmecken, ganz anders: Sie nehmen diese Nahrungsmittel auch dann nicht zu sich, wenn man sie hungern lässt. Stattdessen geraten sie völlig aus der Fassung und würden lieber verhungern als Nahrung zu sich nehmen, von deren Widerwärtigkeit sie überzeugt sind. Eine Reihe von Eltern berichtete mir, wie sie auf Rat von Ärzten oder Psychologen ihren Kindern ausschließlich von den Speisen angeboten hätten, die von den übrigen Familienmitgliedern gegessen wurden. Daraufhin hungerten die Kinder tagelang und waren nicht dazu zu bewegen, auch nur eines der angebotenen Nahrungsmittel zu probieren. Leidet ein Kind unter beiden Fütterstörungen, verspürt es bereits aufgrund der Infantilen Anorexie kaum Hungergefühle und wird aufgrund der Sensorischen Nahrungsverweigerung noch stärker zum Hungern neigen, wenn davon ausgegangen wird, dass sich die Nahrungsverweigerung mittels Hungernlassen heilen ließe.

Bei der folgenden Fallstudie werde ich die Symptome der beiden Fütterstörungen beschreiben und darlegen, wie man beide Störungen gleichzeitig behandeln kann. In Klammern gesetzt erläutere ich, welche Symptome für die jeweilige Störung charakteristisch sind. Ich werde erklären, wie man die beiden Fütterstörungen voneinander unterscheiden kann und welche Intervention sich auf welche der beiden Störungen richtet.

Beispiel 1:

Die hauptsächlichen Beschwerden

Lucas, ein Junge von dreieinhalb Jahren, hatte eine lange Vorgeschichte von Fütterproblemen. Seine Eltern, Mr. und Mrs. Johnson, machten sich große Sorgen, weil Lucas nur sehr kleine Nahrungsmengen aß und eine sehr eingeschränkte Auswahl von Speisen zu sich nahm. Es handelte sich dabei um Hotdogs, Käse, Pudding, Joghurt, Pommes frites, Frühstücksflocken (trocken), Popcorn, Mini-Brezeln und Chips. Wenn man ihm etwas Neues zu essen anbot, fing er an zu weinen, wurde wütend und verhielt sich so, als würde ihm das unbekannte Nahrungsmittel schaden. Bei verschiedenen Gelegenheiten, als die Eltern ihn dazu gezwungen hatten, ein neues Nahrungsmittel zu probieren, hatte er würgen müssen oder es in der Backentasche versteckt und später wieder ausgespuckt. (Das Würgen, das wählerische Essverhalten und die Angst vor dem Probieren unbekannter Nahrungsmittel sind typische Symptome der Sensorischen Nahrungsverweigerung.)

Die Eltern waren außerdem beunruhigt, weil Lucas nie nach Nahrung verlangte und von dem angebotenen Essen nur kleine Mengen zu sich nahm. (Hierbei handelt es sich um typische Symptome der Infantilen Anorexie.)

Die Eltern berichteten außerdem von Schwierigkeiten, Lucas dazu zu bringen, sich zu den Mahlzeiten an den Tisch zu setzen. Als erstes weigerte er sich, sein Spiel zu unterbrechen und sich auf seinen Stuhl zu setzen. Dann stand er immer wieder vom Tisch auf und rannte im Zimmer herum statt zu essen. (Keine Lust haben zu Tisch zu kommen und zu essen, sondern weiter spielen zu wollen, ist charakteristisch für Kinder mit Infantiler Anorexie; das Vom-Tisch-Aufstehen und Im-Zimmer-Herumlaufen lässt sich bei Kindern mit beiden Fütterstörungen beobachten. Kinder mit Infantiler Anorexie scheinen sehr schnell satt zu werden und neigen dazu aufzustehen, weil sie lieber spielen statt essen wollen. Kinder mit

Sensorischer Nahrungsverweigerung werden bei Tisch ängstlich. Sie befürchten, dass man ihnen gleich Speisen anbietet, die sie keinesfalls essen wollen; außerdem kann es sein, dass sie die Speisen, die die anderen Familienmitglieder essen, nicht ansehen oder riechen mögen.)

Medizinische, Ernährungs- und Entwicklungsgeschichte

Lucas war ein voll ausgetragenes Kind mit einem Geburtsgewicht von 3090 Gramm, die Entbindung verlief ohne Komplikationen. Er vertrug die Fertigmilchnahrung gut. Mit 4 Monaten wurde Beikost (Cerealien) eingeführt. Doch Lucas weigerte sich, Cerealien zu essen. Er zog Grimassen und presste dann die Lippen zusammen. Mit 6 Monaten wurden fertige Babymenüs eingeführt, doch erneut verzog er das Gesicht und spuckte fast alles wieder aus, ausgenommen süßere Sorten. Ab und zu musste er würgen, insbesondere als Babykost der Stufe 3 mit einer Mischung aus pürierter und stückiger Nahrung eingeführt wurden, und nach dem Hochwürgen weigerte er sich, noch einmal irgendwelche Babyfertigkost zu probieren. Mit 9 Monaten bekam Lucas deshalb Essen vom Familientisch und die Babynahrung wurde nicht mehr angeboten, in der Hoffnung, dass er die Familienkost akzeptieren würde. Dies tat er jedoch nicht und weigerte sich zudem noch, zu den wenigen Babyfertigprodukten, die er vorher akzeptiert hatte, zurückzukehren. Zwischen 9 und 12 Monaten nahm Lucas deshalb nur Fertigmilch zu sich und verweigerte jede feste Nahrung. Ab dem 12. Monat bekam er eine angereicherte Folgemilch, und wieder machte die Mutter einen Versuch, ihn für das Familienessen zu interessieren. Lucas probierte tatsächlich ein paar Speisen vom Tisch, doch spuckte er alle gleich wieder aus, ohne etwas davon herunterzuschlucken. Mit 15 Monaten begann Lucas die ersten salzigen Knabbersachen zu akzeptieren, probierte jedoch nichts anderes. Das ganze folgende Jahr, bis Lucas über 2 Jahre alt war, akzeptierte er nur salziges Knabberzeug, wobei Minibrezeln seine Favoriten waren. Nach und nach konnte Mrs. Johnson ihn überreden, auch Hotdogs, Käse und Pommes frites zu probieren. In den letzten Monaten vor der Untersuchung hatte Lucas angefangen, auch trockene Frühstücksflocken und Pudding zu essen. (Dieser Teil von Lucas' Ernährungsvorgeschichte – das Grimassieren, das Ausspucken, der Würgereiz bei stückiger Babykost, gefolgt von Nahrungsverweigerung – ist recht typisch für ein Kind mit Sensorischer Nahrungsverweigerung.)

Außerdem machten sich Mr. und Mrs. Johnson Sorgen, weil Lucas noch nie viel Interesse am Essen gezeigt hatte. Von dem Moment an, als er selbständig im Zimmer herumkrabbeln konnte, war es ein Problem, ihn in seinen Hochstuhl zu setzen und zu füttern. Zuerst hatte Mrs. Johnson es mit Ablenken versucht, doch als er um die 9 Monate alt war und anfing laufen zu lernen, war es schließlich nicht mehr möglich, ihn in den Hochstuhl zu setzen. In den nächsten Monaten ernährte er sich ausschließlich von Milch. Als Lucas 12 Monate alt war, schafften es die Eltern mit Hilfe vieler Spielsachen und des Fernsehers, ihn wieder in den Hochstuhl zu bekommen und das abgelenkte Kind mit etwas von dem Erwachsenenessen zu füttern. Lucas weigerte sich allerdings bei den meisten Sachen, den Mund aufzumachen oder spuckte sie gleich wieder aus, wie bereits erwähnt, doch Mrs. Johnson gelang es durch hartnäckiges Ausprobieren, ihn für Knabbersachen zu erwärmen, die er sich selbst in den Mund stecken konnte. Doch selbst wenn er seine Lieblingssnacks bekam, fing Lucas nach wenigen Minuten im Hochstuhl trotz Ablenkung durch Fernsehen und Spielzeug an, das Essen umherzuwerfen und aus dem Stuhl zu klettern. Als Lucas etwa 18 Monate alt war, machte Mrs. Johnson den Versuch, ihm irgendwo Essen hinzustellen, so dass er sich selbst bedienen konnte, wann immer es ihm beliebte – aber das schien auch nichts zu bringen. Allerdings hatte Mrs. Johnson, als Lucas etwa 9 Monate alt war und jegliche feste Nahrung ablehnte, damit begonnen, ihn nach Lust und Laune Milch aus der Flasche trinken zu lassen, und hatte ihm dies weiter bis zum Zeitpunkt der psychiatrischen Vorstellung erlaubt. Tagsüber, wenn Lucas mit Spielen beschäftigt war, hatte er sich inzwischen selbst von der Flasche entwöhnt, doch abends vorm Schlafengehen und vor seinem Mittagsschlaf trank er immer noch daraus. (Dieser Teil der Vorgeschichte – Lucas' mangelndes Interesse am Essen, sein Widerstand gegen den Hochstuhl, das Wegwerfen selbst seiner Lieblingsspeisen, seine Bemühungen, nach ein paar Minuten wieder aus dem Hochstuhl auszusteigen sowie die Ablenkungsmanöver der Mutter, ihr Verzicht auf das Anbieten fester Nahrung und dass sie das Kind schließlich essen und trinken ließ, wann es wollte – ist typisch für frühkindliche Anorexie.)

Zusätzlich zu seinen Fütterschwierigkeiten hatte Lucas auch auf anderen Gebieten sensorische Probleme. Essen anzufassen und sich damit die Hände zu beschmieren, war ihm von Anfang an unangenehm. Sobald Spuren von weicher Nahrung an seine Hände gerieten, streckte er diese weit von sich weg und weinte, bis seine Mutter ihm die Finger abgewischt hatte. Er mochte nicht auf Sand oder Gras laufen, er mochte nicht, wenn man ihm die Haare schnitt, er vertrug keine Etiketten in seiner Kleidung.

Außerdem beunruhigten ihn laute Geräusche, z. B. wenn der Staubsauger lief, die Feuerwehr vorbeifuhr oder ein Flugzeug übers Haus flog. Auch manche Gerüche waren für ihn problematisch, zum Beispiel wollte er oft nicht mit am Tisch sitzen, wenn seine Eltern Fisch oder Brokkoli aßen. Er war bei einem Programm zur Früh-Intervention untersucht worden, mit dem Ergebnis, dass seine feinmotorische sowie seine sprachliche Entwicklung verzögert waren. Sein Sprachverständnis war zwar gut, doch hatte er Probleme mit der Aussprache bestimmter Laute. Wegen dieser Entwicklungsverzögerungen war Lucas bei einer Beschäftigungstherapeutin und bei einer Spezialistin für Hör- und Sprachentwicklung gewesen, die ihm bei der Überwindung seiner Probleme sehr geholfen hatten. Schon nach kurzer Zeit konnte die Behandlung wieder beendet werden, weil er deutliche Fortschritte gemacht hatte und die altersgemäßen Meilensteine in seiner Entwicklung erreicht hatte. (Auch Probleme auf anderen sensorischen Gebieten sind häufig mit einer Sensorischen Nahrungsverweigerung verbunden. Dazu gehört Überempfindlichkeit gegenüber Berührungen, Geräuschen, Gerüchen und Licht. Kleinkinder, die hypersensitiv auf Berührungen reagieren, meiden häufig »feuchte« Nahrungsmittel, die sie als schmierig und eklig empfinden. Deshalb wollen sie dergleichen entweder gar nicht essen oder sie nehmen sie nur dann zu sich, wenn sie von den Eltern damit gefüttert werden. Mir sind drei- und vierjährige Kinder mit sensorischen Nahrungsaversionen begegnet, die immer noch von den Eltern gefüttert wurden. Eine weitere Komplikation der sensorischen Nahrungsverweigerung besteht in der Ablehnung von Speisen, die gekaut werden müssen, wie zum Beispiel Fleisch oder rohes Gemüse. Kinder wie Lucas weisen oft eine Verzögerung bei der mundmotorischen Entwicklung auf und haben Ausspracheprobleme. Eine frühzeitige Intervention kann jedoch, wie in Lucas' Fall, bei solchen Entwicklungsverzögerungen helfen.)

Untersuchung des Ernährungszustandes

Lucas' Entwicklungskurve für Gewicht und Körpergröße lag in den ersten sechs Monaten bei der 75. Perzentile, war aber bei Erreichung des zwölften Monats beim Gewicht auf die 50. Perzentile und bei der Länge auf die 60. Perzentile gefallen, nachdem er sich drei Monate lang nur von Flaschenmilch ernährt hatte. In der Folgezeit nahmen seine Werte auf der Wachstumsskala weiterhin ab, so dass sie zum Zeitpunkt unserer Begutachtung in Bezug auf die Körperlänge auf der 25. Perzentile und in Bezug auf sein Gewicht auf der 5. Perzentile lagen. Seine Eltern waren groß, der

Vater über 1,80 m, die Mutter 1,70 m. Lucas' Längenwachstum war einigermaßen angemessen geblieben, aber er war ein sehr magerer kleiner Junge. Das Verhältnis von Gewicht zu Größe lag unter der 5. Perzentile, was bedeutete, dass er nur 82 Prozent des idealen Körpergewichts aufwies und sich damit auf dem Stand einer leichten Mangelernährung befand. Ein drei Tage lang geführtes Ernährungsprotokoll ergab, dass Lucas nur 40 Prozent der für ein Kind seines Alters empfohlenen täglichen Nahrungsmenge zu sich nahm. So erhielt er nicht die für ein optimales Wachstum angemessene Menge von Kalorien und Spurenelementen. (Die Untersuchung seines Ernährungszustandes verdeutlichte die Wirkung der Infantilen Anexorie, die seine Gewichtszunahme verlangsamt und zu einer leichten Mangelernährung geführt hatte. Außerdem wurde deutlich, dass er aufgrund seiner stark eingeschränkten Nahrungsauswahl nicht mit den für ein optimales Wachstum notwendigen Spurenelementen versorgt wurde, was wiederum zu den beeinträchtigenden Kriterien der Sensorischen Nahrungsverweigerung gehört.)

Beobachtung des Fütter- und Spielverhaltens

Lucas und seine Eltern wurden während einer Mahlzeit und beim Spielen durch einen Einwegspiegel beobachtet. Bei der Mahlzeit akzeptierte er seine gewohnte Nahrung, einen Hotdog und Pommes frites. Er nahm allerdings nur ein paar Bissen zu sich, dann stand er auf, um nachzusehen, was hinter dem im Raum befindlichen Vorhang war. Seine Eltern forderten ihn auf, an seinen Platz zurückzukehren, aber als sie verlangten, dass er auch etwas von ihrem Brathähnchen und ihrem Gemüse essen sollte, geriet er völlig aus der Fassung, fing an zu weinen und sprang von seinem Stuhl und versteckte sich in einer Zimmerecke. Mrs. Johnson überredete ihn, zurückzukommen und seinen Pudding zu essen, doch sobald er den kleinen Puddingbecher geleert hatte, stand er wieder auf und redete über die Bilder und die Uhr an den Wänden. Nach zehn Minuten hatte Lucas seine Mahlzeit beendet. Während seine Eltern weiteraßen, flitzte er im Zimmer umher und amüsierte sich damit, in den Spiegel zu gucken und Grimassen zu schneiden.

Beim Spielen war Lucas wie ausgewechselt. Ruhig und überlegt baute er mit den Klötzchen etwas auf und lenkte die Spielzeugautos durch einen Tunnel, den er konstruiert hatte. Er beschäftigte sich mit beiden Elternteilen und hatte Spaß am wechselseitigen Austausch während des gemeinsamen Spiels. (Die Beobachtung des Fütter- und des Spielverhaltens wies auf Symptome der Infantilen Anorexie hin, insbesondere, dass Lucas nach nur wenigen Bissen zu essen aufhörte und mehr daran interessiert war, was sich hinter dem Vorhang verbarg und welche Gegenstände an der Wand hingen, als an seinem Essen. Bei der Beobachtung der Füttersituation wurden auch seine Furcht vor dem Probieren neuer Nahrungsmittel und seine ängstliche Erwartungshaltung während der Mahlzeit deutlich, die häufig bei Kindern mit Sensorischer Nahrungsverweigerung zu beobachten sind.)

Zusammenfassung der diagnostischen Befunde
Die Geschichte der Entwicklung von Lucas' Ernährungsverhalten, die Beobachtung der Füttersituation und des Spielverhaltens sowie die Untersuchung des Ernährungszustandes wies auf Symptome hin, die sowohl auf Kriterien der Infantilen Anorexie als auch einer Sensorischen Nahrungsverweigerung hinweisen. Die fehlenden Anzeichen von Hunger, die geringe Essensmenge, das Aufstehen und Spielen statt weiter zu essen und die leichte Mangelernährung sind Symptome der Infantilen Anorexie. Die Probleme bei der Einführung verschiedener Arten von Babynahrung und der Familienkost, das Ausspucken von Essen, das Würgen mit anschließender Ablehnung sowohl der Babynahrung wie der Familienkost, die anhaltende Verweigerung und Angst vor dem Ausprobieren neuer, unbekannter Nahrung, die Begrenzung auf eine eingeschränkte Anzahl von Nahrungsmitteln und die nicht ausreichende Zufuhr von lebensnotwendigen Spurenelementen, gehören alle zu den Symptomen einer Sensorischen Nahrungsverweigerung.

Behandlung beider Fütterstörungen

Die Behandlung der beiden Fütterstörungen wurde auf folgende Weise durchgeführt:

Erste Empfehlungen
Im ersten Schritt der Intervention ging es darum, den Eltern klarzumachen, wie komplex Lucas' Fütterstörungen waren. Mit Hilfe der Eltern-Merkzettel, die im Anhang an dieses Kapitel abgedruckt sind, erklärte ich Mr. und Mrs. Johnson die bei Lucas auftretenden Symptome einer Infantilen Anorexie und einer Sensorischen Nahrungsverweigerung.

Da Lucas so starke Furcht davor gezeigt hatte, etwas vom Essen der Eltern zu kosten und während der Mahlzeit extrem ängstlich gewesen war, empfahl ich ihnen, ihm als allererstes zur Behandlung der Sensorischen Nahrungsverweigerung nur noch Nahrungsmittel anzubieten, mit denen er vertraut war und sich wohl fühlte, und ihn nicht mehr zu fragen, ob er etwas von ihrem Essen probieren wolle. Falls er von sich aus etwas davon kosten wollte, sollten sie ihm sagen, er könne einen Happen abbekommen, doch sei es eigentlich Mamas und Papas Essen. Falls er noch mehr wollte, könnten sie ihm noch einen kleinen Bissen abgeben, aber ohne viel Aufhebens davon zu machen. Ich habe festgestellt, dass Klein- und Vorschulkinder eine größere Bereitschaft zeigen, etwas Neues zu kosten, wenn sie nur eine kleine Menge davon bekommen und die Eltern sich neutral verhalten, statt dem Kind das Essen aufzudrängen. Wenn die Kinder sich unbeeinflusst entscheiden können, sind sie nicht so ängstlich und befürchten seltener, dass das Essen schlecht schmecken oder sich unangenehm anfühlen wird.

Ziel meiner Behandlungsstrategie von Lucas war es, ihm dabei zu helfen, seine Angst vor neuen Nahrungsmitteln zu überwinden, und ihn dazu zu bringen, dass er von sich aus etwas von dem probierte, was seine Eltern auf dem Teller hatten. Ich sagte ihm, ich hätte verstanden, dass er Angst habe, etwas Neues zu kosten, weil ihm einige Sachen schlecht geschmeckt hätten oder weil er sie einfach nicht herunterschlucken konnte. Von jetzt an würden seine Eltern nicht mehr verlangen, dass er etwas von ihrem Essen probieren solle. Aber falls er sah, dass sie etwas aßen, das ihm vielleicht schmecken würde, könne er sie jederzeit fragen, ob er etwas davon bekommen könne, und sie würden ihm ein kleines Bisschen zum Probieren geben.

Dann bat ich die Eltern zu einer zweistündigen Sitzung ohne Lucas wiederzukommen, bei der wir die Fütterrichtlinien durchgehen konnten, die dazu gedacht waren, Lucas dabei zu helfen, Hunger- und Sättigungsgefühle bei sich zu erkennen und seine Nahrungsaufnahme entsprechend selbst zu regulieren. (Diesen Teil der Behandlung habe ich detailliert im Kapitel über Infantile Anorexie beschrieben.)

Zusätzlich empfahl die Ernährungsberaterin den Eltern, dass sie anstelle der normalen Milch eine angereicherte Milch für Lucas besorgen sollten, die ihn mit den Mikronährstoffen versorgen würde, die ihm bei seiner eingeschränkten Nahrungsauswahl fehlten. Sie empfahl außerdem, dass sie ihm keinen Obstsaft mehr geben sollten, denn dieser sättigte ihn nur, ohne ihn mit den angemessenen Kalorien oder Spurenelementen zu versorgen.

Die weitere Behandlung

Drei Wochen später berichteten Mr. und Mrs. Johnson, Lucas sei bei den Mahlzeiten nicht mehr ganz so ängstlich und nervös, seitdem sie ihm ausschließlich seine bevorzugten Speisen anböten, dass er aber weiterhin, nachdem er nur ein paar Minuten lang gegessen hatte, wieder vom Stuhl aufspringe. Außerdem schmecke ihm die angereicherte Milch nicht, weshalb sie verschiedene Geschmacksrichtungen ausprobieren mussten, bis er schließlich erklärt hatte, dass er die mit dem Schokoladengeschmack am liebsten mochte. Er trank diese Milch lieber aus der Flasche statt aus einem Becher und konnte auch nicht ohne seine Flasche einschlafen. Tagsüber trank er Wasser und Saft aus einem normalen Becher.

Nachdem ich diesen Zwischenbericht erhalten hatte, sprach ich mit den Eltern darüber, welche Prioritäten wir bei den verschiedenen Aspekten von Lucas' Behandlung setzen sollten. Da Lucas nicht ohne seine Flasche einschlafen konnte und gerade erst den Übergang zu der angereicherten Milch geschafft hatte, waren wir uns einig, dass wir zu diesem Zeitpunkt noch keinen Versuch machen wollten, ihm die Flasche abzugewöhnen. Wir besprachen dann die nächste Stufe der Behandlung, nämlich wie wir ihm beibringen könnten, seine Hungergefühle wahrzunehmen und dann solange zu essen, bis er satt war.

Damit Lucas lernte, wie es sich anfühlt hungrig zu sein und sich satt zu essen, arbeitete ich mit seinen Eltern zusammen, so dass sie die Fütterrichtlinien einführen konnten. Sie stellten einen Plan mit regelmäßigen Mahlzeiten im Abstand von drei bis vier Stunden auf. Mr. Johnson war einverstanden, pünktlich zum Abendessen der Familie um 18:30 Uhr nach Hause zu kommen. In der Zeit zwischen den einzelnen Mahlzeiten und dem ebenfalls festgelegten Snack am Nachmittag sollte Lucas keinesfalls eine Flasche bekommen oder irgendwelches Knabberzeug. Zwischen den Mahlzeiten durfte er nur Wasser trinken, damit er zu den festgesetzten Esszeiten hungrig war.

Während der Mahlzeiten sollte er so lange am Tisch sitzen bleiben, bis »Mamas und Papas Bauch voll sind«. Die Eltern sollten ihm kleine Portionen seiner bevorzugten Nahrungsmittel vorsetzen und er sollte so oft nachnehmen dürfen, bis sein Bauch voll war. Auf diese Weise wurde verhindert, dass er sich angesichts der schieren Menge von Essen überwältigt fühlte, und er konnte zugleich lernen, wie sich ein voller Magen anfühlt. Falls er mit Essen um sich warf oder vom Tisch aufstand, bevor die Eltern fertig waren, sollte er eine einzige Verwarnung bekommen, und wenn es nochmal passierte, würde eine Auszeit verhängt. (Das Time-Out-Verfahren wird im Einzelnen im Kapitel über Infantile Anorexie beschrieben. Es geht dabei darum, dass das Kind lernt, Grenzen zu akzeptieren, sich zu beruhigen und sein Verhalten zu korrigieren.) Ich erklärte, dass diese Fütterrichtlinien in erster Linie darauf abzielten, die Infantile Anorexie zu behandeln, Lucas dabei zu helfen, sich seiner Hunger- und Sättigungsgefühle bewusst zu werden und eine gewisse Struktur ins Familienleben zu bringen.

Hinsichtlich seiner Sensorischen Nahrungsverweigerung betonte ich noch einmal, die Eltern sollten sich entspannen – das sei alles, was sie zum gegenwärtigen Zeitpunkt tun könnten, da sie Lucas ja dank der Spezialmilch ausreichend mit essentiellen Nährstoffen versorgen konnten. Sie sollten einfach abwarten, bis er soweit war, das Wagnis einzugehen, unbekannte Nahrungsmittel zu probieren.

Am Schluss der zweistündigen Sitzung drückten Mr. und Mrs. Johnson ihre Erleichterung darüber aus, dass sie Lucas jetzt besser verstehen konnten und dass sie einen festen Plan hatten, um ihm zu helfen.

Unser nächster Termin war drei Wochen später. Dazu gehörte auch, dass ich die Familie während eines gemeinsamen Essens durch den Spiegel beobachtete. Während der Mahlzeit blieb Lucas jetzt auf seinem Stuhl sitzen und wirkte entspannter als früher beim Verzehren seines Hotdogs mit Pommes frites, eines Essens, das er inzwischen Tag für Tag aß. Nachdem er etwa fünf Minuten gegessen hatte, machte er eine Pause und bemerkte das Mikrofon an der Decke. Seinen Eltern gelang es jedoch, seine Aufmerksamkeit wieder auf das Essen zu lenken, indem sie ihm eine kleine Portion Pudding vorsetzten. Während der weiteren Mahlzeit blieb er zwar ständig ablenkbar, doch jedes Mal, wenn ihm etwas im Raum auffiel und er darüber reden wollte, bestätigten seine Eltern zwar seine Beobachtungen, brachten ihn aber dazu, sich wieder seinem Teller zu widmen. Lucas machte weder Anstalten, mit dem Essen zu werfen, noch vom Stuhl aufzustehen. Als Lucas zu essen aufhörte und keinen Nachschlag mehr wollte, fragte Mrs. Johnson ihn, ob sein Bäuchlein voll sei, und Lucas antwortete mit ja. Mrs. Johnson erwiderte, dass er noch warten müsse, bis Mamas und Papas Bauch voll seien, und nach ein paar Minuten begann Lucas wieder weitere zehn Minuten lang zu essen. (Ich habe bei einer

Reihe von Kindern mit Infantiler Anorexie beobachtet, dass sie zwar sagen, ihr Bauch sei voll, aber doch noch weiter essen, wenn sie solange am Tisch sitzen bleiben müssen, bis ihre Eltern fertig sind. Wenn der erste Hunger gestillt ist, interpretieren sie dies anscheinend als Sättigung, und wenn es ihnen erlaubt wird, beenden sie dann die Mahlzeit. Wenn sie jedoch bei Tisch sitzen bleiben müssen und nichts haben, um sich anderweitig zu beschäftigen oder zu unterhalten, essen sie noch zehn oder fünfzehn Minuten lang weiter, bis sie wirklich satt sind. Dies ist sehr wichtig, denn nach meiner Erfahrung haben Kinder mit Infantiler Anorexie nicht nur Schwierigkeiten, Hunger als solchen zu erkennen, sondern scheinen auch nicht zu wissen, wann sie satt sind, weshalb sie dazu neigen, mit dem Essen aufzuhören, sobald ihre sowieso schon schwachen Hungergefühle etwas gelindert sind.)

Nach dem Essen sprach ich mit Mr. und Mrs. Johnson darüber, wie es ihnen seit unserem letzten Treffen ergangen war. Sie berichteten mir, dass Lucas seine erste Auszeit bekommen hatte, weil er während des Essens vom Tisch aufgestanden war, und dass er über eine halbe Stunde geweint habe, bevor er sich wieder beruhigt hätte. Als er jedoch zum Tisch zurückkehrte, blieb er ein paar Minuten ruhig sitzen, fing dann an ein paar kleine Brezeln zu essen und blieb schließlich so lange am Tisch sitzen, bis seine Eltern aufhörten zu essen und ihn fragten, ob sein Bauch voll sei. Nach dieser recht langen ersten Auszeit akzeptierte Lucas, dass er am Tisch sitzen bleiben musste und hatte seitdem seine Eltern nie wieder in dieser Sache herausgefordert. (Da das Am-Tisch-Sitzen während der Mahlzeiten für ein Kind mit einer Fütterstörung besonders wichtig ist, rate ich den Eltern, dass sie darauf achten sollen, unbedingt noch fünf Minuten weiter zu essen, wenn das Kind nach seiner Auszeit wieder zum Tisch zurückkehrt, und dass das Kind mit ihnen am Tisch sitzen bleibt, ganz gleich wie lange seine Auszeit dauerte und ganz gleich, ob es noch weiter isst oder nicht. Auf diese Weise wird dem Kind klar, dass seine Eltern es nicht zum Essen zwingen, sondern nur verlangen, dass es bei ihnen sitzen bleibt, bis sie die Mahlzeit beendet haben. Interessanterweise brauchen die meisten Kinder genau wie Lucas nur eine einzige Auszeit, um zu akzeptieren, dass sie so lange am Tisch sitzen bleiben müssen, bis »Mamas und Papas Bauch voll ist«.

Die Eltern berichteten, dass Lucas seit Einführung der Fütterrichtlinien bei den meisten Mahlzeiten mehr als früher verzehrte, doch dass es weiterhin auch Mahlzeiten gab, bei denen er kaum etwas zu sich nahm. Auch wenn Mr. und Mrs. Johnson noch immer sehr genau verfolgten, wie viel oder wenig Lucas aß, versicherten sie, dass sie mit sämtlichen Ablenkungsmanövern während des Essens Schluss gemacht hätten und auch keine Kommentare zu seiner Essmenge mehr abgaben. Sie hatten den Eindruck, dass Lucas genau beobachtete, was sie aßen, doch hatte er noch keinerlei Interesse daran gezeigt, etwas von ihrem Essen zu probieren. Im Großen und Ganzen waren sie der Meinung, dass sich die Dinge zum Guten entwickelten, aber anscheinend waren sie doch enttäuscht, dass Lucas nicht nach irgendetwas auf ihrem Teller verlangt hatte. Ich erklärte den Eltern, die meisten Kinder verabschiedeten sich nicht so schnell von ihren früheren Erfahrungen, als sie gezwungen wurden, neue unbekannte Speisen zu probieren. Für gewöhnlich brauche es Monate, bis sie entspannt genug seien, um irgendetwas Neues in den Mund zu stecken.

Mr. und Mrs. Johnson wollten mit der bestehenden Vereinbarung noch einen weiteren Monat fortfahren und dann Lucas' Entwöhnung von der Flasche in Angriff nehmen. Bis dahin bestärkte ich sie darin, Lucas bei jeder Mahlzeit etwas von der angereicherten Milch in einem Becher anzubieten.

Beim nächsten Termin kamen Mr. und Mrs. Johnson ohne Lucas. Sie freuten sich darüber, dass Lucas während der Mahlzeiten nicht mehr so unkonzentriert und auch entspannter als früher war, und dass er schon ein paar Mal vor dem Abendessen geäußert hatte, dass er Hunger habe. Im Großen und Ganzen aß er jetzt mehr als früher, aber er beharrte weiter auf seiner eingeschränkten Auswahl an Nahrungsmitteln. Er aß weiterhin weder Gemüse noch Obst und kein Fleisch außer Hotdogs. Er hatte noch immer kein Verlangen nach etwas Neuem geäußert. Außerdem hatte er begonnen, kleine Mengen der angereicherten Milch während der Mahlzeiten zu trinken, aber vor dem Mittagsschlaf und vor dem Zubettgehen verlangte er weiterhin seine Flasche. Die Eltern hatten einige Auszeiten aufgrund von schlechtem Betragen verhängt, das nicht mit den Mahlzeiten zusammenhing und den Eindruck, dass Lucas sich für gewöhnlich schon nach wenigen Minuten selbst beruhigen konnte. Beim letzten Kinderarzt-Termin war festgestellt worden, dass er zugenommen hatte und 2,5 cm gewachsen war, was die Eltern sehr zuversichtlich stimmte.

Angesichts der positiven Ergebnisse – dass Lucas mehr Appetit hatte, bei Länge und Gewicht zugelegt hatte, bereit war, etwas von der angereicherten Milch aus dem Becher zu trinken und sich seine Fähigkeit, sich selbst zu beruhigen verbessert hatten – bestärkte ich die Eltern darin, ihm nun die Flasche abzugewöhnen. Wegen der Tatsache, dass Lucas nicht wusste, wie er ohne seine Flasche einschlafen konnte, half ich den Eltern, ein festes Einschlafritual zu entwickeln: Sie würden anfänglich solange bei ihm bleiben, bis er eingeschlafen war, und dann allmählich immer früher verschwinden. Zur Kompensation des Mangels an Kalorien und Spurenelementen schlug ich vor, dass sie Lucas von nun an bei jeder Mahlzeit die angereicherte Milch hinstellen sollten.

Beim nächsten Termin einen Monat später sah ich dann die ganze Familie wieder. Lucas hatte sich das Trinken aus der Flasche abgewöhnt, besuchte dreimal in der Woche einen Kindergarten und hatte etwas von dem dort angebotenen Essen zu sich genommen – Speisen, die er noch nicht kannte. Zuvor hatten die Eltern auf meinen Rat hin mit der Erzieherin über seine Sensorische Nahrungsverweigerung gesprochen und sie gebeten, Lucas nicht zu zwingen, irgendetwas von dem, was in der Schule angeboten wurde, zu essen, wenn er das nicht wollte. Doch es hatte den Anschein, als wenn der Anblick der anderen Kinder, die gern davon aßen, ihn ermutigte, es auch damit zu probieren.

Während des Mittagessens im Krankenhaus wirkte Lucas entspannt und verzehrte mit Appetit seinen Hotdog und die Pommes frites, die weiterhin seine »sicheren Nahrungsmittel« waren. Doch zeigte er auch Interesse an der Wassermelone, die seine Eltern aßen und verlangte ein Stück davon. Er kostete es und schien nicht ganz sicher zu sein, ob es ihm schmeckte, jedenfalls wollte er nicht noch mehr davon haben. Er war weniger ablenkbar als früher und blieb die gesamte Mahlzeit über auf seinem Platz.

Die Eltern wirkten erleichtert, dass Lucas Fortschritte bei der Wahrnehmung seiner Hunger- und Sättigungsgefühle machte und dass er anfing, Interesse am Ausprobieren von neuen Nahrungsmitteln zu zeigen, hauptsächlich im Kindergarten, aber auch manchmal zu Hause. Sie hatten den Eindruck, er habe mehr Appetit und sei stärker an neuen Nahrungsmitteln interessiert, seitdem er seine Flaschen aufgegeben hatte. Er bekam bei jeder Mahlzeit von der angereicherten Milch zu trinken, und wir beschlossen, dass dies vorläufig so bleiben sollte, weil die Auswahl der Lebensmittel, die er zu sich nahm, immer noch recht begrenzt war und ihm sonst einige der lebensnotwendigen Spurenelemente und insbesondere Vitamine fehlen würden.

Endergebnis

Dies war die letzte reguläre Sitzung mit Lucas und seinen Eltern. Ich sagte Lucas, wenn er älter sei und lernen wolle, noch mehr neue Nahrungsmittel zu essen, aber Angst davor hätte, solle er seinen Eltern Bescheid sagen, weil ich ihm dann dabei helfen könne.

Lucas kam tatsächlich wieder, und zwar mit acht Jahren. Er war nun groß und schlank und schien gut regulierte Essgewohnheiten zu haben. Er hatte seine Nahrungsauswahl im Laufe der Jahre zwar etwas erweitert, doch jetzt störte ihn, dass seine Spielkameraden Pizza, Hamburger und Äpfel aßen, während er immer noch Angst davor hatte, davon zu kosten. Er arbeitete mit mir daran, den Mut aufzubringen, um auch diese Sachen essen zu können, und innerhalb eines Jahres hatte er – immer eins zur Zeit – seine Auswahl an Lebensmitteln erweitert und mochte nun die meisten Sachen, die seine Freunde aßen.

Komplexe Fütterstörungen

Wie an früherer Stelle erwähnt, können Kinder mehr als eine Fütterstörung herausbilden. Es können sich zwei Fütterstörungen zugleich entwickeln, wie zum Beispiel Infantile Anorexie und Sensorische Nahrungsverweigerung, was für gewöhnlich während der ersten drei Lebensjahre passiert, so wie in dem oben beschrieben Fall. Kinder können jedoch auch erst die eine Fütterstörung und dann in fortgeschrittenem Alter zusätzlich eine weitere entwickeln. Nach meiner klinischen Erfahrung geschieht dies häufig bei jungen Säuglingen, die an gastroösophagealem Reflux leiden.

Es beginnt damit, dass sie sich weigern, weiter zu trinken, wenn sie Schmerzen verspüren, und das ist häufig der Fall, wenn sie 30 bis 60 Gramm Milch getrunken haben. Manchmal trinken sie weiter, wenn der Schmerz wieder abgeklungen ist, und hören dann noch einmal auf, wenn die Schmerzen erneut auftreten. Wenn dieses Verhalten als Fütterstörung im Zusammenhang mit einer bestehenden medizinischen Erkrankung erkannt wird und der ursächliche gastroösophageale Reflux erfolgreich behandelt wird, kann diese Fütterstörung durchaus verschwinden, der Säugling kann die Refluxkrankheit überwinden und wieder völlig in Ordnung kommen. Wenn das Kind jedoch sehr schmerzempfindlich ist und eine Beziehung zwischen Füttern und Schmerz herstellt, kann es Angst vor dem Füttern bekommen und entwickelt möglicherweise eine Posttraumatische Fütterstörung. Dann wird das bereits in Fütterposition gebrachte Kind beim Anblick der Flasche sehr unruhig und verweigert das Trinken aus der Flasche generell (vgl. den Fall Vivian im Kapitel über die Posttraumatische Fütterstörung).

Es ist sehr wichtig, eine gründliche Anamnese der Entwicklung des Fütterns und des Essens des Kindes durchzuführen, um herauszufinden, was hinter den Fütterproblemen des Kindes steckt und zu erkennen, dass das Kind möglicherweise unter mehreren Fütterstörungen leidet, die das ohnehin schon problematische Füttern noch verschlimmern. Sobald die unterschiedlichen Fütterstörungen identifiziert worden sind, muss der Arzt einen Plan aufstellen, in welcher Reihenfolge er die Symptome des Kindes behandeln will.

Am folgenden Fall lässt sich ablesen, wie kompliziert es war, ein Kind, das an vier verschiedenen Fütterstörungen litt, zu verstehen und es entsprechend zu behandeln. Der Säugling bekam als erstes eine Fütterstörung im Zusammenhang mit einer bestehenden medizinische Erkrankung (gastroösophagealer Reflux und eine Stoffwechselstörung), dann entwickelten sich Symptome einer Infantilen Anorexie und einer Sensorischen Nahrungsverweigerung, und während der Behandlung in einer anderen Einrichtung kam noch eine Posttraumatische Fütterstörung dazu. Ich beginne mit den Symptomen an Hand eines Briefs, den die Mutter des Kindes in ihrer Verzweiflung an eine spezialisierte Krankenschwester an unserer Klinik schickte, wo das Kind zu einem früheren Zeitpunkt wegen seiner seltenen Stoffwechselstörung behandelt worden war. Wie bei allen Fallgeschichten in diesem Buch habe ich die Namen und einige Einzelheiten der Geschichte verändert, um die Identität des Kindes und der Familie zu schützen. Ich werde in Klammern gesetzt schildern, welche Symptome für welche Fütterstörung charakteristisch sind, und ich werde die Symptome und ihre Behandlung im Verlauf der Beschreibung des Falls kommentieren.

Beispiel 2:
Hauptsächliche Beschwerden

Die Mutter, Mrs. Green, schrieb: Rolf ist jetzt 18 Monate alt und es geht ihm alles in allem sehr gut. Er entwickelt sich normal, ist ein energiegeladenes und unglaublich gewinnendes und glückliches Kind. Aber seit etwa 8 Monaten haben wir ständig mit Fütterproblemen zu kämpfen. Es macht wirklich die größte Mühe, ihn zu füttern: Er ist sehr wählerisch und neigt dazu, die Nahrung schnell wieder herauszuwürgen (Symptome einer Sensorischen Nahrungsverweigerung) und er zeigt nie offensichtliche Anzeichen von Appetit (Symptom einer Infantilen Anorexie).

Wie wir im Laufe der Zeit herausgefunden haben, ist die beste Methode, um überhaupt etwas in ihn hineinzukriegen, ihn mit spannenden Sachen abzulenken – wenn das auch nicht immer bedeutet, dass die Nahrung drin bleibt. Rolf hat die Angewohnheit, sich zu erbrechen, manchmal mehrmals am Tage und manchmal wieder wochenlang gar nicht (das Erbrechen könnte durch eine Sensorische Nahrungsverweigerung oder durch gastroösophagealen Reflux ausgelöst werden). Dadurch sind die Mahlzeiten sehr, sehr stressig. Wir hatten nie das Gefühl, dass ihm etwas weh tat oder ihm irgendwie unbehaglich war. Oft wirkt es so, als sei das Ganze vorhersehbar, so als würde er sich zu bestimmten Zeiten »mit Absicht« erbrechen. Bei manchen dieser Brechanfälle besteht sicher ein Verhaltenszusammenhang, aber dann treten sie auch wieder völlig aus heiterem Himmel auf.

(Es wird nicht klar, was Mrs. Green mit dem »Verhaltenszusammenhang« von Rolfs Erbrechen sagen will, wenn sie meint, dass er sich zu bestimmten Zeiten absichtlich erbricht. Allerdings deuten Eltern es oft als Absicht, wenn ein Kind auf Nahrung, die ihm widerlich ist, mit Erbrechen reagiert. Das unvorhersehbare Erbrechen »aus heiterem Himmel« ließe sich durch einen gastroösophagealen Reflux erklären.)

Das Ganze hat sich seit seinem ersten Geburtstag noch verschlimmert, und so haben wir versucht, ihn an Essen vom Familientisch zu gewöhnen und daran, dass er sich selbst etwas nimmt. Die Mahlzeiten dauerten aber unglaublich lange, und wegen seines Erbrechens dauerte es noch länger, bis wir ein paar Kalorien in ihn hineinkriegten. Ich verbrachte durchschnittlich 6 oder 7 Stunden am Tag damit, ihn zu füttern ... vor dem Fernseher – Elmo aus der »Sesamstraße«, um es genau zu sagen. Es machte mich total fertig. (Ablenkungen aller Art als letzter Ausweg werden oft von Eltern von Kleinkindern mit Infantiler Anorexie, die kein Interesse am Essen zeigen, genannt.)

Wir gingen damals zu unserem Kinderarzt und er meinte, es sei an der Zeit, ein Fütterprogramm zur Hilfe zu nehmen. Er hat das Erbrechen immer als »positive Regurgitation« abgetan und die Vermutung geäußert, es handele sich dabei um ein rudimentäres Überbleibsel aus der Zeit, als Rolf so häufig würgen musste, es sei jedenfalls etwas, aus dem er eines

Tages herauswachsen würde oder womit wir irgendwie noch umzugehen lernen würden. Aber vielleicht würden wir irgendeine Therapie oder wenigstens eine gute psychiatrische Diagnostik und Einschätzung seiner Fütter-»Störung« brauchen, da er anscheinend überhaupt keine Lust zu essen hatte.

Der Arzt schlug vor, dass wir uns an die nächstgelegene Klinik für Fütterstörungen wenden sollten. Dort verschrieb man uns ein Therapieprogramm, zu dem wir seit ein paar Wochen zweimal wöchentlich gehen. Es wird dabei von uns erwartet, dass wir zu jeder Mahlzeit einen komplizierten Zirkus veranstalten, komplett mit Fernsehen, Spielzeug, Seifenblasen, Zeituhren und allen möglichen Vorschriften. Ich weiß, dass dies alles als Hilfe gedacht ist, aber seit wir mit dieser »Methode« angefangen haben, hat Rolfs Erbrechen tatsächlich noch zugenommen. Inzwischen ist es nicht mehr möglich, ihm eine einzige Mahlzeit zu verabreichen, ohne dass er sich nicht mindestens einmal übergibt. Am letzten Wochenende hat er sich siebzehnmal erbrochen!

Das Erbrechen tritt in unterschiedlichen Formen auf. Manchmal ist es der klassische Würgereiz. Manchmal übergibt er sich, weil er den Geschmack einer Sache nicht mag (beides sind Symptome einer Sensorischen Nahrungsverweigerung).

Zur Zeit erbricht er sich fast jedes Mal, wenn ich nur mit dem Löffel ankomme, und manchmal fängt er schon an zu würgen, wenn er das Geräusch hört, das beim Öffnen eines Babygläschens entsteht (Symptome einer Posttraumatischen Fütterstörung).

Sobald er nicht mehr im Hochstuhl sitzen muss, geht es ihm wunderbar. Er erbricht sich niemals, wenn er nicht im Hochstuhl ist. Wenn er beim Spielen im Wohnzimmer etwas zum Knabbern findet, muss er weder würgen noch sich erbrechen.

Früheres Fütterverhalten und Krankengeschichte

Wie ich bereits in meinen in Klammern gesetzten Kommentaren aufgezeigt habe, beschreibt Mrs. Green Rolfs unterschiedliche Fütterprobleme sehr anschaulich. Um seine Schwierigkeiten noch besser zu verstehen, recherchierte ich die folgende Fütter- und Krankengeschichte:

Rolf wurde voll ausgetragen, doch wollte er bereits als Neugeborenes nicht trinken (sog. Trinkschwierigkeiten), außer bei ein oder zwei kurzen Gelegenheiten. Er wurde auf die neonatale Intensivstation eines örtlichen Krankenhauses aufgenommen und durch eine nasogastrale Sonde mit

Muttermilch gefüttert. Nach zehn Tagen wurde er in unser tertiäres Pflegezentrum verlegt, wo man eine schwere gastroösophageale Refluxkrankheit diagnostizierte. Er erhielt Beschäftigungstherapie für seine »orale Aversion« und erbrach sich während seiner 20-tägigen Behandlung als stationärer Patient weiterhin recht häufig. Er wurde mit der Nasensonde aus dem Krankenhaus entlassen und nach fünf Tagen wieder aufgenommen, weil er Blut erbrach. Wegen einer auch im Pyloruskanal festgestellten schweren Gastritis wurde die nasogastrale Sonde durch eine jejunale Sonde ersetzt; eine Beschäftigungstherapeutin arbeitete mit Rolf, um ihn bei der oralen Nahrungsaufnahme zu unterstützen. Trotzdem kam es weiter zum Erbrechen, bis die Sonde gezogen und Rolf operiert wurde, um einen Broviac-Katheter für totale parenterale Ernährung (d.h. unter Umgehung des Verdauungstrakts) zu setzen. Dann begann Rolf, kleine Mengen aus der Flasche zu trinken und akzeptierte einen Schnuller. Später wurde eine seltene Stoffwechselkrankheit bei ihm diagnostiziert. Daraufhin bekam Rolf zweimal in der Woche Injektionen, um diesen metabolischen Defekt zu korrigieren. Nach zwei Monaten im Krankenhaus wurde er nach Hause entlassen. Er trank etwas Milch aus der Flasche, doch erhielt er den größten Teil seiner Nahrung parenteral.

Nach und nach nahm Rolf immer mehr Nahrung durch den Mund zu sich, und sechs Wochen später zeigte eine Nachuntersuchung, dass die Gastritis vollständig abgeklungen war. Als er ein paar Wochen später ausreichend Nahrung auf oralem Weg zu sich nahm, wurde der Broviac-Katheter endgültig entfernt. Die Eltern wurden instruiert, die zweimal in der Woche fälligen Spritzen zur Behandlung seiner Stoffwechselkrankheit fortzuführen, und schließlich wurde Rolf gesund und entwickelte sich normal.

Mit sechs Monaten bekam Rolf zum ersten Mal Babygläschen, zeigte aber ein sehr geringes Interesse am Essen. Mrs. Green hatte gehofft, das der Übergang zu fester Nahrung und danach zur Familienkost Rolfs Interesse am Essen anregen würde, doch stattdessen musste sie feststellen, dass sie einen immer größeren Aufwand treiben musste, je älter ihr Sohn wurde, um ihn überhaupt mit genügend Nahrung zu versorgen. (Dies ist nach Aussagen von Eltern typisch für Kinder, die kaum Appetit haben, wie es bei der Infantilen Anorexie der Fall ist. Wenn die Babys älter werden, krabbeln und schließlich laufen lernen, gibt es anscheinend so viele interessante Sachen zu untersuchen und zu erfahren, dass ihnen das Essen »langweilig« wird, wie mir ältere Kinder mit Infantiler Anorexie erklärten.

Weil die Kinder so neugierig sind und sich für alles andere als ihr Essen interessieren, nehmen die Eltern dann Zuflucht zu Spielsachen und Fernsehen, um die Kinder bei Laune zu halten, während sie sie füttern.)

Als Rolf mit verschiedenen Babybreien und fester Nahrung bekannt gemacht wurde, fing er wieder an zu erbrechen. Wie sich Mrs. Green erinnerte, hatte das Füttern mit Apfelmus, Bananen, grünen Bohnen und Kartoffeln zur Folge, dass er das jeweilige Essen entweder gleich ausspuckte oder gelegentlich nach einigem Würgen schließlich alles erbrach. Wenn sie ihm diese Sachen nochmals anbot, weigerte er sich, den Mund aufzumachen, stieß das Essen von sich und weinte, wenn sie es immer noch nicht wegnahm. Dasselbe passierte noch mit einer Reihe anderer Lebensmittel, und die Liste von Dingen, die Rolf bereitwillig akzeptierte, wurde immer kürzer. (Rolfs ablehnende Reaktionen auf bestimmte Nahrungsmittel, die vom Gesichtverziehen und Ausspucken bis zum Würgereiz und Erbrechen reichten, sind typisch für Sensorische Nahrungsverweigerung. In Folge dieser aversiven Reaktionen weigern sich die meisten Kinder, die ihnen widerlich erscheinenden Dinge je wieder zu sich zu nehmen; gelegentlich verweigern sie andere Dinge, die sie noch nie probiert haben, von vornherein.)

Bis hierhin hat Mrs. Green Rolfs frühe Symptome des gastroösophagealen Reflux in Kombination mit schwerer Gastritis beschrieben, die erfolgreich behandelt wurden. Danach war Rolf eine Zeitlang frei von Symptomen, bis das Erbrechen wieder auftrat, als eine Anzahl von unterschiedlichen Babybreien und Familienkost eingeführt wurde, die ihm zuwider waren. Meiner Beobachtung nach neigen Kinder mit einer Krankengeschichte von gastroösophagealem Reflux nicht nur zum Würgen, sondern gleich zum Erbrechen, sobald sie mit etwas gefüttert werden, das eine aversive Reaktion hervorruft. Außerdem begann sich Mrs. Green nun auch Sorgen zu machen wegen Rolfs geringem Interesse an der Nahrungsaufnahme und der Notwendigkeit, ihn mit allem möglichen ablenken zu müssen, damit er etwas zu sich nahm. Alles in allem hatten sich bei Rolf, als er ein Jahr alt war, Symptome der Infantilen Anorexie und der Sensorischen Nahrungsverweigerung sowie eine Reaktivierung seines gastroösophagealen Reflux entwickelt.

Da das Füttern immer anstrengender wurde und sechs bis sieben Stunden am Tag in Anspruch nahm, hatte sich Mrs. Green an ihren Kinderarzt gewandt. In dem Brief an die Krankenschwester unserer Klinik, die Mrs. Green während Rolfs erstem Krankenhausaufenthalt kennen gelernt hatte, schrieb sie, dass der Kinderarzt Rolf zu einem Hilfsprogramm für Fütterstörungen in der Nähe des Wohnsitzes der Familie überwiesen hätte. Bei den zweimal wöchentlich stattfindenden Therapiesitzungen brachte man Mrs. Green bei, sie solle mit Hilfe positiver Verstärkung vorgehen, d. h. sie solle Rolf für jeden Löffel Brei, den er akzeptierte, mit Spielzeug, Videos und Lob belohnen. Man sagte ihr, sie solle nicht mehr zulassen, dass er sich selbst etwas in den Mund steckte, was er in geringfügiger Weise bisher bei jeder Mahlzeit getan hatte. Nachdem sie sich ein paar Tage nach diesen Empfehlungen gerichtet hatte, fing Rolf an, sich ausgiebig zu erbrechen. Während er sich bis dahin nur zwei bis dreimal pro Woche übergeben hatte, erbrach er sich jetzt zwei bis dreimal pro Mahlzeit. Mrs. Green hatte ihm, den Vorschriften der Therapeuten in diesem Programm folgend, jedes Mal die erbrochene Nahrung wieder in den Mund gesteckt, was als negative Verstärkung des Erbrechens gedacht war.

Wie Mrs. Green in dem oben abgedruckten Brief schrieb, begann Rolf nun zu würgen und erbrechen, sobald er nur hörte, dass sie ein Babygläschen öffnete, oder wenn sie sich ihm mit einem Löffel näherte. Hierbei handelt es sich um klassische Anzeichen einer Posttraumatischen Fütterstörung. Nicht nur, dass Rolf traumatisiert war, weil ihn seine Mutter mit seinem Erbrochenen fütterte, auch seine Mutter hatte jetzt schreckliche Angst, dass ihr Kind aufgrund seines starken Erbrechens danach womöglich verhungern würde. Da man Rolfs Erbrechen als eine Verhaltensstörung interpretiert hatte, war man davon ausgegangen, diese mittels negativer Verstärkung beenden zu können, doch dadurch war das genaue Gegenteil eingetreten und Mutter wie Kind waren nun traumatisiert.

Wie diese Fallgeschichte sehr deutlich erkennen lässt, hat »Zwangsfüttern von Erbrochenem« bei der Behandlung von Fütterstörungen absolut nichts zu suchen! Ich habe mit älteren Kindern gesprochen, die in ähnlichen Programmen zur Verhaltensmodifikation gewesen waren und ebenfalls ihr Erbrochenes essen mussten. Diese Kinder waren alle durch dieses Erlebnis traumatisiert. Sie beschrieben mir ihre Gefühle der Hilflosigkeit, ihre Unfähigkeit, den Brechreiz zu beherrschen, und die Wut, wenn sie wegen des Erbrechens bestraft wurden. Sie hatten keinerlei Vertrauen mehr zu Fachleuten, die ihnen angeblich helfen wollten, und hatten große Schwierigkeiten, ihre Ängste zu überwinden und eine therapeutische Beziehung zu anderen Fachleuten aufzubauen. Auch hier waren nicht nur die Kinder durch ihre Erfahrung traumatisiert, auch deren Eltern waren traumatisiert und wütend. In allen Fällen waren die Ursachen des Erbrechens sensorische Nahrungsaversionen oder organische Probleme, sie wurden jedoch von den Fachleuten als »Verhaltensstörung« gedeutet und den Kindern wurde unterstellt, sie erbrächen sich mit Absicht.

Nachdem Rolf an einem Wochenende siebzehnmal erbrochen hatte, hatte man bei dem Fütterprogramm den Verdacht, es gäbe eine medizinische Ursache für das Erbrechen. Man empfahl, das Kind von einem Gastroenterologen untersuchen zu lassen. Rolf wurde mehreren Tests unterzogen, die den Verdacht einer gastroösophagealen Refluxkrankheit bestätigten. Der Mediziner empfahl ein weniger rigides Fütterprogramm und behandelte den Reflux mit Medikamenten. Die Eltern von Rolf beendeten ihre Teilnahme an dem Fütterprogramm. Sie beschlossen, Rolf nicht mehr mit seinem Erbrochenem zu füttern, wenn er sich übergeben hatte, und ihm zu erlauben, sich abends beim Familienessen selbst von seinem Teller zu bedienen. Daraufhin ging das Erbrechen auf etwa einmal am Tag zurück. Wie die Eltern jedoch bemerkten, begann Rolf jedes Mal zu würgen, wenn er Speisen erblickte, die er nicht mochte, oder wenn ihn das Video langweilte, das er sah, während ihn seine Eltern fütterten.

Die Behandlung des gastroösophagealen Reflux und das Beenden des Fütterns mit seinem Erbrochenen schien das Erbrechen zu reduzieren. Trotzdem zeigte Rolf weiterhin antizipatorische Angst und Würgereiz beim Anblick von Nahrungsmitteln, die er nicht mochte und die ihn bereits in der Vergangenheit zum Würgen und Erbrechen gebracht hatten. Ich habe bei einer Reihe von Kindern mit Sensorischer Nahrungsverweigerung, die von ihren Eltern oder Therapeuten zwangsgefüttert worden waren, beobachtet, dass sie eine Posttraumatische Fütterstörung entwickelten. Genau wie Rolf hatten diese Kinder eine solche Angst, aversive Nahrungsmittel zu sich nehmen zu müssen, dass sie bei deren bloßem Anblick bereits würgen und sich übergeben mussten. Dieses Würgen und Erbrechen wird aber häufig als »absichtlich« und aufsässig fehlgedeutet, und die Kinder werden für etwas bestraft, worüber sie gar keine Kontrolle haben.

Die Beobachtung von Füttern und Spielen

Rolf war ein reizender, lebhafter kleiner Junge von 18 Monaten, der eine Beziehung zu beiden Eltern hatte und gern mit den Autos und Bausteinen spielte. Doch wenn es darum ging, ihn in den Hochstuhl zu setzen, fing er an zu weinen und wollte sich nicht eher hinsetzen, bis seine Mutter den Fernseher angeschaltet hatte. Er war total gefesselt von dem Apparat.

Wenn seine Mutter den Moment erwischte, wo er wie gebannt auf den Bildschirm schaute, konnte sie ihm den Löffel in den Mund stecken. Nachdem sie ihn auf diese Weise mit einem ganzen Gläschen gefüttert hatte, bot sie ihm ein paar einzelne Cheerios (Frühstücksflocken) an, die er sich selbst in den Mund steckte, ohne die Augen vom Bildschirm zu lassen. Doch im selben Moment, wo der Vater den Fernseher ausstellte, hörte Rolf damit auf und machte sogleich Anstalten, von seinem Hochstuhl herunterzusteigen. Während und nach dem Füttern kam es nicht zum Erbrechen.

Die Beobachtung ergab, dass Rolf weiterhin Angst vorm Gefüttertwerden hatte, aber durch den Fernseher abgelenkt werden konnte. Außerdem zeigte sich, dass sich die traumatischen Füttererfahrungen der Vergangenheit nicht negativ auf die Beziehung zwischen Rolf und seinen Eltern ausgewirkt hatten.

Trotz der Schwierigkeiten beim Füttern lagen Rolfs Ergebnisse auf der Wachstumsskala auf der 25. Perzentile in Bezug auf Gewicht und Größe und auf der 50. Perzentile beim Kopfumfang. Er sah gut genährt und gesund aus. Die heroischen Bemühungen seiner Mutter, ihn täglich sechs bis sieben Stunden lang zu füttern, hatten ihm einen exzellenten Ernährungsstatus eingebracht.

Zusammenfassung und Interpretation der Befunde

Zum Zeitpunkt der Begutachtung wies Rolf vier Fütterstörungen auf. Als Neugeborener hatte er Fütter-Widerstand gezeigt, den man auf eine schwere Gastritis, einen gastroösophagealen Reflux und eine seltene Stoffwechselstörung zurückführte. Die Behandlung war erfolgreich, mit etwa fünf oder sechs Monaten war er symptomfrei. Bei der Einführung verschiedener Babybreie und später der Familienkost erlebte Rolf aversive Reaktionen auf eine Reihe von Nahrungsmitteln. Diese Reaktionen reichten vom Verziehen des Gesichtes und Ausspucken der Nahrung bis zu Würgen und Erbrechen. Nach diesen aversiven Reaktionen weigerte sich Rolf, diese Dinge jemals wieder zu essen und verweigerte von nun an auch die meisten anderen Speisen, die ihm seine Mutter anbot. Lieber steckte er sich selbst einzelne Cheerios/Frühstücksflocken in den Mund, die er gut vertrug. Zusätzlich reaktivierte das durch die Sensorische Nahrungsverweigerung verursachte Erbrechen seinen gastroösophagealen Reflux. Rolf erbrach jetzt auch zu anderen Zeiten, und zwar ohne Provokation.

Außerdem zeigte Rolf, als er mobil wurde, sitzen und sich fortbewegen lernte, keinerlei Interesse am Essen. Seine Mutter stellte fest, dass sie ihm nur dann einen Löffel in den Mund stecken konnte, ohne dass er dagegen protestierte, wenn sie ihn ablenkte. Mit zunehmendem Alter wurde es immer schwerer für sie, sich weitere Ablenkungsmanöver auszudenken, die es ihr ermöglichten, ihn zu füttern; sie verbrachte sechs bis sieben Stunden am Tag damit, ihn mit Nahrung zu versorgen. Es handelt sich dabei um die klassische Geschichte eines Kindes mit Infantiler Anorexie. Kinder mit Infantiler Anorexie zeigen kaum oder keine Hungersignale, insbesondere je aktiver sie sich fortbewegen können und je interessanter ihre kleine Welt wird. Eltern wie Mrs. Green müssen feststellen, dass sie in der Falle sitzen und ihre Kinder während der Fütterzeiten stundenlang ablenken müssen, um die Nahrungsaufnahme sicherzustellen.

Als die Eltern schließlich bei einem Hilfsprogramm für Fütterstörungen Rat suchten, wurde Rolf in Form von positiver und negativer Verstärkung für jeden Happen Essen, der er akzeptierte oder ablehnte, behandelt. Zu den negativen Verstärkern gehörte, ihn mit seinem eigenen Erbrochenen zu füttern. Die Mutter, Mrs. Green, wurde darin unterwiesen, wie sie diese Techniken zu Hause anzuwenden hätte. Niemand erkannte, dass Rolfs Erbrechen durch sensorische Nahrungsaversionen ausgelöst wurde und dass er es nicht beherrschen konnte. In der Folge entwickelte sich bei Rolf eine große Angst vor dem Gefüttertwerden, und er begann bereits zu würgen und zu erbrechen, wenn eine Mahlzeit bevorstand, also wenn die Mutter ein Babygläschen öffnete oder mit einem Löffel auf ihn zukam. Rolf entwickelte eine Posttraumatische Fütterstörung, charakterisiert durch Erwartungsangst und Verweigern des Gefüttertwerdens. Als den Eltern klar wurde, was geschah, beendeten sie diese Behandlungsart, doch Rolf hatte weiter Angst vor dem Hochstuhl und sträubte sich gegen das Füttern.

Trotz all dieser Schwierigkeiten hatte Mrs. Green es stets geschafft, Rolf mit ausreichenden Nahrungsmengen zu versorgen, und so war er körperlich gesund und gut ernährt. Aber Mutter und Kind waren durch ihre belastenden Erfahrungen beim Füttern äußerst traumatisiert.

Behandlung

Erste Empfehlungen

Der erste Schritt der Behandlung bestand darin, den Eltern dabei zu helfen, die Komponenten der vier unterschiedlichen Fütterstörungen, die ich oben beschrieben habe, zu verstehen. Mit Hilfe von Handouts für jede der Fütterstörungen erklärte ich den Eltern Rolfs Füttergeschichte und half ihnen zu erkennen, warum er sich vor den Füttersituationen fürchtete und die Nahrung verweigerte. Danach sprach ich mit ihnen über die Notwendigkeit, eine Reihenfolge der Maßnahmen festzusetzen, mit deren Hilfe Rolf lernen sollte, sich angstfrei zu ernähren und sein Essverhalten schließlich selbständig zu regulieren, so dass seine Eltern ihm nicht mehr jeden einzelnen Löffel unter größten Mühen in den Mund stecken mussten.

Da Mrs. Green im neunten Monat schwanger war und unter großen Ängsten litt, dass Rolf es nicht überleben würde, wenn sie nicht genug Nahrung in ihn hineinpraktizierte, beschlossen die Eltern, dass Mr. Green sich einen Monat von der Arbeit frei nehmen und Rolfs Mahlzeiten übernehmen würde. Um noch mehr aversive Reaktionen zu verhindern, bat ich Mrs. Green eine Liste der Lebensmittel aufzustellen, bei deren Verzehr Rolf ausspuckte, würgte oder sich erbrach. Ich sagte den Eltern, sie sollten Rolf keines von diesen Dingen mehr anbieten, es sei denn er verlangte ausdrücklich danach.

Beide Eltern machten sich viele Gedanken, wie sie Rolf mit genügend Nahrung versorgen konnten. Mr. Green meinte, er würde Rolf ohne weitere Kämpfe füttern können, wenn er ihn mittels Fernsehen ablenkte, in ein Tuch wickelte und auf dem Schoß hielt. Ich riet den Eltern, dass Rolf eine Mahlzeit, und zwar das Abendessen, in seinem Hochstuhl einnehmen sollte, und zwar während die Eltern ihr eigenes Essen zu sich nahmen. Damit sollte Rolf dazu gebracht werden, sich wieder selbst zu bedienen. Ich bestärkte sie darin, Rolf Spielsachen zu geben, während er im Hochstuhl saß, damit die Assoziation von Hochstuhl und Erbrechen durchbrochen würde. Wenn Rolf sich wieder richtig wohl in seinem Hochstuhl fühlte, sollten die Eltern die Spielsachen aber wieder fortnehmen und ihm dafür Cheerios und andere Knabbersachen, die er früher gegessen hatte, bevor sie weggelassen wurden, anbieten. Ich betonte dabei, dass das Essen im Hochstuhl nicht dazu gedacht war, Rolf mit Kalorien zu versorgen, sondern ihm Gelegenheit geben sollte zu lernen, sich während der Mahlzeiten zu entspannen und selber zu essen.

Behandlungsverlauf

Drei Wochen später kam Mr. Green allein mit Rolf zu unserem Termin, denn Mrs. Green war neun Tage davor von einem Mädchen entbunden worden. Mr. Green berichtete, dass er Rolf wie besprochen gefüttert hatte. Er hatte ihn in ein Tuch gewickelt und Rolf hatte das Füttern ohne Kampf akzeptiert. Mr. Green machte sich jedoch Sorgen, weil Rolf weiterhin nach fast jeder Mahlzeit erbrach, außer wenn er sich selbst im Hochstuhl die Happen in den Mund steckte. Dann beobachtete ich Rolf beim Essen. Er bestieg den Hochstuhl, ohne zu protestieren, war aber sehr leicht abgelenkt, spielte mit dem Essen und warf es vom Tablett statt es in den Mund zu stecken.

Ich schlug Mr. Green vor, dass er Rolf nur zwei Cheerios auf einmal geben und ihm vormachen solle, wie man kaut, und dass er abwarten solle, bis Rolf die Cheerios heruntergeschluckt hatte, bevor er ihm neue anbot. Nach meiner Erfahrung ist dies eine wirkungsvolle Methode, um Kleinkinder mit Infantiler Anorexie dazu zu bringen, sich länger mit dem Essen zu befassen und sich in einer konfliktfreien Weise mit den Eltern zu beschäftigen. Ich sprach mit Mr. Green darüber, ob er womöglich Rolf bei den »Fernseh-Mahlzeiten« überfütterte und dadurch den Reflux verstärkte, aber ich verwies ihn auch wieder an den Gastroenterologen, damit untersucht würde, ob Rolfs Medikation möglicherweise angepasst werden musste.

Ein paar Wochen später begleiteten beide Elternteile und das Baby Rolf zu seinem Termin. Rolf bekam jetzt eine höhere Dosis Medikamente und Mr. Green gab ihm etwas kleinere Portionen während der »Fernseh-Mahlzeiten«. Rolf hatte sich nur noch gelegentlich erbrochen und die Mahlzeiten im Hochstuhl verliefen besser, seitdem Mr. Green Rolf nur ein paar Häppchen auf einmal hinlegte. Bei meiner Beobachtung der Mahlzeit übertrieb es der Vater ein wenig mit dem Vormachen des Kauens und Schluckens, um Rolf bei der Stange zu halten.

Als ich vorschlug, dass Mr. Green die Fernseh-Mahlzeiten auf zweimal täglich herabsetzen solle und Rolf die anderen beiden Mahlzeiten ohne Fernsehbegleitung nehmen sollte, wurden beide Elternteile sehr ängstlich und drückten ihre Sorge aus, dass Rolf dann nicht genug Kalorien zu sich nehmen würde. Mir wurde klar, dass sie für diesen Schritt noch nicht bereit waren. Deshalb schlug ich vor, Rolf bei jedem Termin zu wiegen und zu messen, so dass wir sein Wachstum überwachen konnten, während wir ihm erlaubten, mehr Mahlzeiten in eigener Regie zu übernehmen.

Während des nächsten Besuchs einen Monat später berichteten die Eltern, dass sie bei nur noch zwei Fernseh-Mahlzeiten angelangt seien, eine am Morgen und eine am Abend. Mr. Green ging inzwischen wieder zur Arbeit und Mrs. Green hatte diese Mahlzeiten übernommen. Sie erzählte, dass sie Rolf nicht mehr in das Tuch zu wickeln brauchte und dass er sich nicht gegen das Gefüttertwerden wehrte, solange er dabei Fernsehen konnte. Die beiden anderen Mahlzeiten, bei denen er selbständig aß, verliefen inkonsistent. Manchmal aß er recht gut, doch dann ließ er sich wieder sehr leicht ablenken und aß nur wenig. Für die Eltern war es beruhigend zu wissen, dass Rolf seit dem letzten Besuch ein bisschen zugenommen hatte, und sie waren einverstanden, eine weitere Fernseh-Mahlzeit aufzugeben.

Beim Treffen im folgenden Monat waren die Eltern so weit, auf sämtliche Fernseh-Mahlzeiten zu verzichten, doch sie brauchten noch einen Monat, bevor Mr. Green es schaffte, auf sein übertriebenes Vormachen von Kau- und Schluckbewegungen, während Rolf eigenständig aß, zu verzichten. Zu diesem Zeitpunkt stellte ich den Eltern die Fütterrichtlinien und das Time-Out-Verfahren vor (detaillierte Beschreibung im Kapitel über Infantile Anorexie).

Inzwischen war Rolf zu einem zweijährigen Kleinkind herangewachsen, das gern seinen eigenen Willen durchsetzen wollte, und er hatte herausgefunden, dass er Kontrolle über seine Eltern ausüben konnte, wenn er nichts aß. Die Eltern lernten nach und nach, nicht in Panik zu verfallen, sondern es entspannt hinzunehmen, wenn er bei einer Mahlzeit nur wenig oder gar nichts aß, und vertrauten allmählich immer mehr darauf, dass Rolf sein Essverhalten selbst regulieren konnte. Er nahm weiterhin altersgemäß zu und wuchs zu einem kräftigen kleinen Jungen heran.

Allerdings blieb er sehr wählerisch in Bezug auf das, was er freiwillig in den Mund steckte. Er lehnte alle »glitschigen« Lebensmittel ab, aber nach und nach fing er an, nach den knusprigen Sachen zu verlangen, die seine Eltern in seiner Gegenwart aßen. Er bekam weiter eine angereicherte Milch zu trinken, die ihn mit allen notwendigen Nährstoffen versorgte, und auch dadurch konnten sich die Eltern entspannen und abwarten, welches Essen er von sich aus probieren wollte.

Nach einem Behandlungszeitraum von 10 Monaten zog die Familie fort. Alle waren zuversichtlich, dass ihr kleiner Junge auf dem besten Weg zu einem gesunden Essverhalten war. Im folgenden Jahr erhielt ich eine Weihnachtskarte mit dem Foto einer glücklichen Familie, auf der sich die

Eltern dafür bedankten, dass ich ihnen geholfen hatte, darauf zu vertrauen, dass Rolf sein Essverhalten selbst regulieren konnte.

Ich hoffe, es ist mir an Hand dieses Falls gelungen zu zeigen, wie wichtig erstens die interdisziplinäre diagnostische Einschätzung und zweitens das Verstehen der unterschiedlichen Fütterstörungen ist, um eine angemessene Behandlung auszuwählen.

Literaturhinweise

Chatoor, I. & Ammaniti, M. (2007). A classification of feeding disorders of infancy and early childhood. In W. Narrow, M. First, P. Sirovatka, & D. Reiger (Hrsg.), *Age and Gender Considerations in Psychiatric Diagnosis: A Research Agenda for DSM-V* (227–242). Arlington, VA: American Psychiatric Press Inc.

Chatoor, I. Ganiban, J., Macaoay, M., Harrison, J., Kerzner, B., McWade-Paez, et al. (2007, October). »A classification of feeding disorders in infants and young children: clinical presentation and diagnostic inter-rater agreement«. In *Scientific Program and Abstracts*, Eating Disorders Research Society, Pittsburgh, PA, October 25–27, 2007, 45.

Narrow, W.E., First, M.B., Sirovatka, P., & Regier, D.A. (Hrsg.). (2007). *Age and gender considerations in psychiatric diagnosis: A research agenda for DSM-V*. Arlington, VA: American Psychiatric Press.

Elterninformationen

Infantile Anorexie

Beschreibung:

- Das zentrale Problem bei Kindern mit Infantiler oder frühkindlicher Anorexie ist ihr Appetitmangel (»Anorexie«), der dazu führt, dass die Kinder kein Interesse am Füttern/Essen haben und Nahrung verweigern.
- Die Infantile Anorexie unterscheidet sich erheblich von der allgemein bekannten Anorexia Nervosa, bei der die Betroffenen große Angst vor einer Gewichtszunahme haben und deshalb ihre Nahrungsaufnahme absichtlich einschränken.
- Die Infantile Anorexie setzt vor dem 3. Lebensjahr, am häufigsten im Alter zwischen 9 und 18 Monaten ein, wenn die kindliche Umwelt zunehmend interessanter wird, und das Kind zur Löffelkost und zum Selber-essen übergeht.
- Kinder mit Infantiler Anorexie zeigen selten Hungersignale, was die meisten Eltern sehr besorgt und ängstlich macht, weil ihnen dadurch die belastende Aufgabe zufällt, ihre Kinder zum Essen zu motivieren.
- Diese Kinder nehmen häufig nur ein paar Bissen zu sich und weigern sich dann, weiterzuessen. Die wenigen Bissen, die sie zu sich nehmen, scheinen ausreichend, um den schlimmsten Hunger zu stillen. Die Kinder essen nicht so lange weiter, bis sie wirklich satt sind.
- Wenn der schlimmste Hunger gestillt ist, werfen die Kinder unter Umständen mit Geschirr und Essen um sich und versuchen häufig, aus dem Hochstuhl herauszuklettern oder vom Tisch aufzustehen, um zu spielen. Diese Kinder haben mehr Interesse an ihrer Umgebung und wollen lieber mit ihren Bezugspersonen spielen und interagieren anstatt zu essen.

- Da die Eltern sich häufig Sorgen wegen des schlechten Wachstums ihrer Kinder machen, haben sie das Gefühl, sie müssten sie durch gutes Zureden, Ablenkungen, Drohungen und Unterhaltungsangebote dazu bringen, etwas zu essen. Manchmal zwingen sie die Kinder bei den Mahlzeiten sogar zum Essen. Diese Methoden können anfangs funktionieren, doch auf lange Sicht sind sie keine Lösung. Je ausgeprägter diese Verhaltensweisen bei den Mahlzeiten werden, desto mehr verlieren die Kinder die Fähigkeit, ihr Hungergefühl wahrzunehmen, und ihre Nahrungsaufnahme wird von außen – durch die Eltern – reguliert.

Elterninformationen

Sensorische Nahrungsverweigerung

Beschreibung:

- Kinder mit Sensorischer Nahrungsverweigerung lehnen es konsequent ab, bestimmte Nahrungsmittel zu essen. Die Verweigerung hängt mit dem Geschmack, der Textur, dem Geruch, der Temperatur und/oder dem Aussehen des Essens zusammen. Das unterscheidet sie von Kindern, die sich an einem Tag weigern, eine bestimmte Speise zu essen, sie aber am nächsten Tag akzeptieren.
- Nahrungsaversionen sind weit verbreitet und treten innerhalb eines Spektrums unterschiedlicher Schweregrade auf; manche Kinder verweigern nur einige wenige spezielle Speisen, während andere ganze Gruppen von Nahrungsmitteln ablehnen (zum Beispiel alle Gemüse-, Obst- oder Fleischsorten).
- Die Reaktionen auf die aversiven Nahrungsmittel reichen vom Verziehen des Gesichtes bis hin zum Würgen, Erbrechen oder Ausspucken der Nahrung.
- Nachdem die Kinder mit Sensorischer Nahrungsverweigerung erstmals die Erfahrung einer angstbesetzten (aversiven) Reaktion auf eine bestimmte Speise gemacht haben, weigern sie sich für gewöhnlich, dieses spezielle Nahrungsmittel weiterhin zu essen und geraten in große Aufregung, wenn sie dazu gezwungen werden.
- Tatsächlich neigen einige Kinder nach einer aversiven Erfahrung zur Verallgemeinerung und lehnen alle Nahrungsmittel ab, die ähnlich aussehen und/oder riechen wie das Nahrungsmittel, das sie als abstoßend empfunden haben (so wird z. B. eine Aversion gegen Erbsen auf alle grünen Gemüsesorten verallgemeinert).
- Kinder mit Sensorischer Nahrungsverweigerung essen gut, wenn man ihnen ihre bevorzugten Speisen vorsetzt.
- Häufig berichten Eltern, dass diese Kinder nur widerstrebend neue Speisen ausprobieren.

- Einige Kinder sind so empfindlich, dass sie sich weigern, Nahrungsmittel zu essen, die mit anderen Nahrungsmitteln auf ihren Tellern in Berührung gekommen sind, während andere nur Speisen von bestimmten Herstellern oder Restaurantketten essen (z. B. nur Chicken-Nuggets von McDonald's).
- Wenn diese Kinder ganze Nahrungsgruppen ablehnen, kann es in ihrer Ernährung zu einem Mangel an Vitaminen, Mineralien (z. B. Zink oder Eisen) oder Proteinen kommen.
- Wenn diese Kinder Nahrungsmittel verweigern, die ein gründlicheres Kauen erfordern (z. B. Fleisch oder rohes Gemüse), verzögert sich die Entwicklung ihrer Mundmotorik, weil es ihnen an Erfahrung/Übung mit dem Kauen fehlt, was auch die Sprachentwicklung beeinträchtigen kann. Nahrungsempfindlichkeiten können sich auch auf Aversionen in anderen Sinnesbereichen erstrecken (z. B. Abneigung gegen Berühren bestimmter Nahrungsmittel, gegen Laufen auf Sand oder Gras, gegen das Tragen von Kleidung mit Etiketten, gegen laute Geräusche oder helles Licht).

Elterninformationen

Posttraumatische Fütterstörung

Beschreibung:

- Kinder mit Posttraumatischer Fütterstörung reagieren mit Angst und intensivem Widerstand auf die Aufnahme fester Nahrung oder das Trinken aus der Flasche. In schweren Fällen verweigern sie unter Umständen jegliche Nahrungsaufnahme.
- Einige Eltern berichten, dass die Weigerung des Kindes, feste Nahrung aufzunehmen oder aus der Flasche zu trinken, nach einem Ereignis eingetreten ist, bei dem das Kind sich verschluckt hat, würgen oder erbrechen musste oder zwangsgefüttert wurde.
- Einige Eltern berichten, dass die Nahrungsverweigerung des Kindes nach der Einführung von einer Nasensonde, einer Intubation oder einem größeren chirurgischen Eingriff erfolgte, der ein wiederholtes Absaugen im Mundrachen-/Speiseröhrenbereich erforderte.
- Erinnerungen an die traumatischen Ereignisse (zum Beispiel Flasche, Lätzchen oder Hochstuhl) verursachen häufig starken Distress, der zu angstvollen Reaktionen des Kindes führt, wenn es zum Füttern hingesetzt und mit Füttergegenständen und Nahrung konfrontiert wird. Diese Erinnerungen lösen mitunter sogar Würgen und Erbrechen aus.
- Kinder mit Posttraumatischer Fütterstörung leisten Widerstand gegen das Gefüttertwerden, indem sie schreien, sich überstrecken und sich weigern, den Mund zu öffnen.
- Wenn die Nahrung dem Kind in den Mund gesteckt wird, leistet es intensiven Widerstand gegen das Herunterschlucken. Das Kind spuckt die Nahrung entweder aktiv aus oder bunkert das Essen in den Wangen und spuckt es später aus.
- Bei Kindern mit Posttraumatischer Fütterstörung scheint die Angst vor dem Essen stärker zu sein als jedes Hungergefühl.
- Kinder mit Posttraumatischer Fütterstörung, die jegliche feste und flüssige Nahrung verweigern, benötigen sofortige Hilfe, damit sie nicht dehydrieren oder verhungern.

Elterninformationen

Fütterstörung im Zusammenhang mit einer bestehenden medizinischen Erkrankung

Beschreibung:

- Das Kind lässt sich zunächst problemlos darauf ein, gefüttert zu werden und isst oder trinkt 30 bis 60 Gramm.
- Im Laufe des Fütterns gerät das Kind jedoch unter Umständen in Zustände von Distress, weint und stößt die Flasche oder das Essen weg.
- Das Kind kann derart aus der Fassung geraten, dass es jegliche weitere Nahrungsaufnahme verweigert.
- Das Kind hat eine gleichzeitig bestehende körperliche Erkrankung (z. B. Reflux, allergische Gastritis, Herz- oder Lungenerkrankung), die wahrscheinlich das Unbehagen beim Essen auslöst.
- Die Nahrungsaufnahme des Kindes ist nicht ausreichend für ein normales Wachstum.
- Das Gewicht stagniert oder das Kind verliert an Gewicht.

Über die Autorin

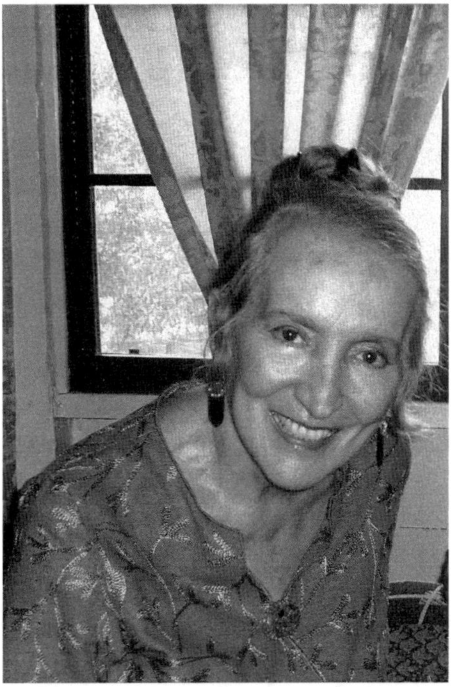

Frau Prof. Dr. med. Irene Chatoor ist stellvertretende Chefärztin der Abteilung für Kinder- und Jugendpsychiatrie und Verhaltensforschung und Leiterin der Ambulanz und des Forschungsprogramms für seelische Gesundheit in der frühen Kindheit (Infant and Toddler Mental Health Programme) am Children's National Medical Center in Washington, D.C. Sie hat einen Lehrstuhl für Psychiatrie und Pädiatrie an der George Washington University inne. Ihre Forschung zu Fütterstörungen der frühen Kindheit unter spezieller Berücksichtigung der Diagnose und Behandlung der Infantilen Anorexie am Children's Research Institute wurden durch Forschungsgelder des National Institute of Mental Health und des National Center for Research Resources gefördert. Sie hat weit mehr als 50 wissenschaftliche Fachartikel und zahlreiche Buchbeiträge veröffentlicht. Ihre Forschungsergebnisse stellt sie regelmäßig auf nationalen und internationalen Tagungen vor. Als renommierte Expertin auf diesem Gebiet wird sie weltweit eingeladen, um Fachkollegen in der Diagnose und Behandlung von Fütterstörungen auszubilden. Demnächst erscheint von ihr ein Ratgeber, der Eltern von Säuglingen und Kleinkindern mit Fütterstörungen wertvolle Hilfestellungen für den Umgang mit den Fütter- und Essschwierigkeiten ihres Kindes bieten wird.

Irene Chatoor ist Preisträgerin des *Irving B. Harris Award of the ZERO TO THREE Press*.